歯科医院経営
実践マニュアル

営業のプロが教える
自費率が2倍になるプレゼン話法

㈳国際医療経営学会
代表理事
吉野真由美 著

クインテッセンス出版株式会社 2010

Tokyo, Berlin,Chicago, London, Paris, Barcelona, Istanbul, Milano, São Paulo, Moscow, Prague, Warsaw, New Delhi, Beijing and Bukarest

はじめに

「吉野さん、あなたに出会ってから、年商が30～40％もアップしました」

「前年度比１２０％達成です！」

「吉野さんに会う前は、自費率が15％くらいだったんです。あなたが教えてくれた話し方を実践して、最近では50％を超える月もあるくらいです！」

歯科医院を経営していらっしゃる院長先生から、多数このようなお声をいただく立場となりました。

それは「自費率アップができるカウンセリングでの話し方」というテーマで、多くの歯科医院のコンサルティングに入り、先生方へ〝カウンセリングでの話し方〟をお教えし、それを実戦に生かしていただいているからです。


この本を手に取ってくださった先生、はじめまして。

私は吉野真由美と申します。

まずは、私と歯科界の出会いについてお話しさせてください。

私は約20年間にわたって、営業の世界で生きてきました。

大学卒業後、生命保険や大型コンピュータの営業を経験し、直近の12年間は幼児英語教育を扱う会社で、トップセールスとして高い成果を上げてきました。

法人向けと個人向け、両方の営業の世界で、お客様に素晴らしい商品をお伝えし、契約のご決断へとお導きする経験をしてきたのです。

さらに、もっとも良い経験になったと思っているのが、スタッフの育成でした。

幼児英語教育の会社で営業部門の管理職になった私は、最初のころ、自分は売れるが、部下がまったく売れない、ということで苦労していました。

部下たちの90％以上は、まったくの営業未経験者、ドシロウトの女性たちです。なんとかして成果を出さなければ後がないと思い、自分が実践してきた「トップセールスになるための話し方」を、部下たちに徹底的に教えたのです。

自分が商談をしているシーンを撮影・録音し、それをダビングして、部下に手渡し、私の話し方を３週間かけて徹底的に習得してもらいました。人によっては、一言一句間違いなくマスターした人もいました。

その結果、スタッフたちは約１００万円の教材を、お客様のところへ行ってどんどん成約できるように育っていったのです。

最終的には、ゼロから立ち上げた営業組織を、５年間で売上げ20倍（年商20億円）まで拡大することができました。

私の教えた話し方には、３つの特長があります。

①誰でもできる
②ストレスなくできる
③お客様の心の動きにあっている

ということです。

その後、私はコンサルティング会社を立ち上げました。そして、売上げを5年で20倍にしたときに培った売れる話し方をベースに、営業のスキルとノウハウを本にしたところ、またたくまにベストセラーになったのです。

その中の一冊『魔法の営業プレゼン術』（ダイヤモンド社）が、ある歯科医院の院長先生の目にとまり、読まれた先生から、感銘を受けたと喜びの声が届きました。本に書かれていたことを、さっそく院内で実践したところ、具体的に自費率アップにつながったとのこと。このことを、参加されている勉強会でも発表されたそうです。

そんなことがきっかけになって、今では、歯科界で講演やカウンセリングの研修、コンサルティングをすることになりました。

本書は、そうした経験の中で培ってきた、必ず成功する〝カウンセリング〟、自費率を高める〝プレゼン話法〟をまとめたものです。

本書を参考に「より素晴らしいカウンセリングをし、患者様に質の高い治療を提供する。それによって患者様の人生を幸せにし、さらには自分の歯科医院も栄えていく」――多くの歯科医の先生に、このようなイメージを持っていただければと思います。

先生が大きな成功を収め、ハッピーになるためのお手伝いができれば、著者として望外の幸せです。

平成22年7月7日

吉野真由美

●もくじ

第2章 カウンセリングの間、患者様は何を考えているのか?／43

第3章 「治療説明」では こう話す！／81

第4章 「断り文句」を乗り越えて申し込みに導く／103

序章

成果の出る話し方をマスターしよう

〔1〕「誰でも売れる話し方」の極意

「どうしたら自費率がアップできるのか?」

これは、歯科医院を経営する先生なら、誰もが抱える悩みでしょう。この本は「自費率アップのためには、どんな話し方をすればよいか」という極意をお伝えし、先生をカウンセリングの達人に変身させるための一冊です。

ちなみに、当時私が扱っていた英語教材の価格は約100万円でした。

まずは商品に興味を持っていただけた方にアポをとり、それから実際にお会いしてプレゼンテーションをするのですが、どんなお客様でも、金額のご説明をするときが一番の問題なのです。

商品説明は、すべてのお客様がニコニコと目を合わせて聞いておられます。しかし、その後に、必ずお金の話が待っています。

商品の価格を知ったときのお客様の反応は、100人いたら100人とも、こんな感じです。

「え〜っ、そんなにするの?!」

「いいなぁとは思うけど、思ったより高額で手が出ないわ〜」

そして、驚きのあまり、購入する気持ちがしぼんでいってしまう、ということが往々にして起こるのです。

ここが「売れる営業」と「売れない営業」の分岐点です。

「売れない営業はお金の話で終わる」

「売れる営業はお金の話が出てからが強い」

お金の話で終わる、ということは最悪の結果をもたらします。

成約できる商談は、お金の話の後が本当の勝負なんだということが、痛いほどわかりました。

〔2〕　お金の話の後が勝負！

一にも二にも、重要なのは「金額を説明した後の話し方」なのです。

ここからどのようにお伝えしていったら、お客様を気持ちよく契約のご決断へと導くことができるのでしょうか。

私はそのための話し方を、自分の経験の中から構築してきました。

現在の私は、自分が構築した営業スキルをもとに、多くの企業や営業マンに対してセールストークやテレアポトークをお教えし、業績アップのお手伝いをしています。

また、「確実に成果を上げる話し方」について何冊も本を出し、そのどれもがベストセラーになっています。

私の本の読者の中には、歯科医の先生もたくさんいらっしゃいます。

そして、「吉野さんが教えてくれた話し方を実践したところ、自費率が大幅にアップした」、あるいは「年商がアップした」といった良いご報告をいただいています。

なかには「前年比１２０％の売上げを達成できた」といった喜びの声を寄せてくださった先生もいました。

そんな経緯があって、今では歯科界からも、多くの講演や研修の依頼が舞い込むようになりました。

私が営業で実践してきた「お客様へのプレゼンテーション」は、歯科医の先生にとっては「患者様へのカウンセリング」に当たります。

そこで、私が培ってきた話し方のノウハウをお伝えし、大きな成果を出していただきたいと考えました。

〔３〕　営業のノウハウを取り入れれば、必ず成果が出る

左のグラフをご覧ください〔図表１〕。

〔図表1〕　英語教育会社で立ち上げた営業組織の売上推移

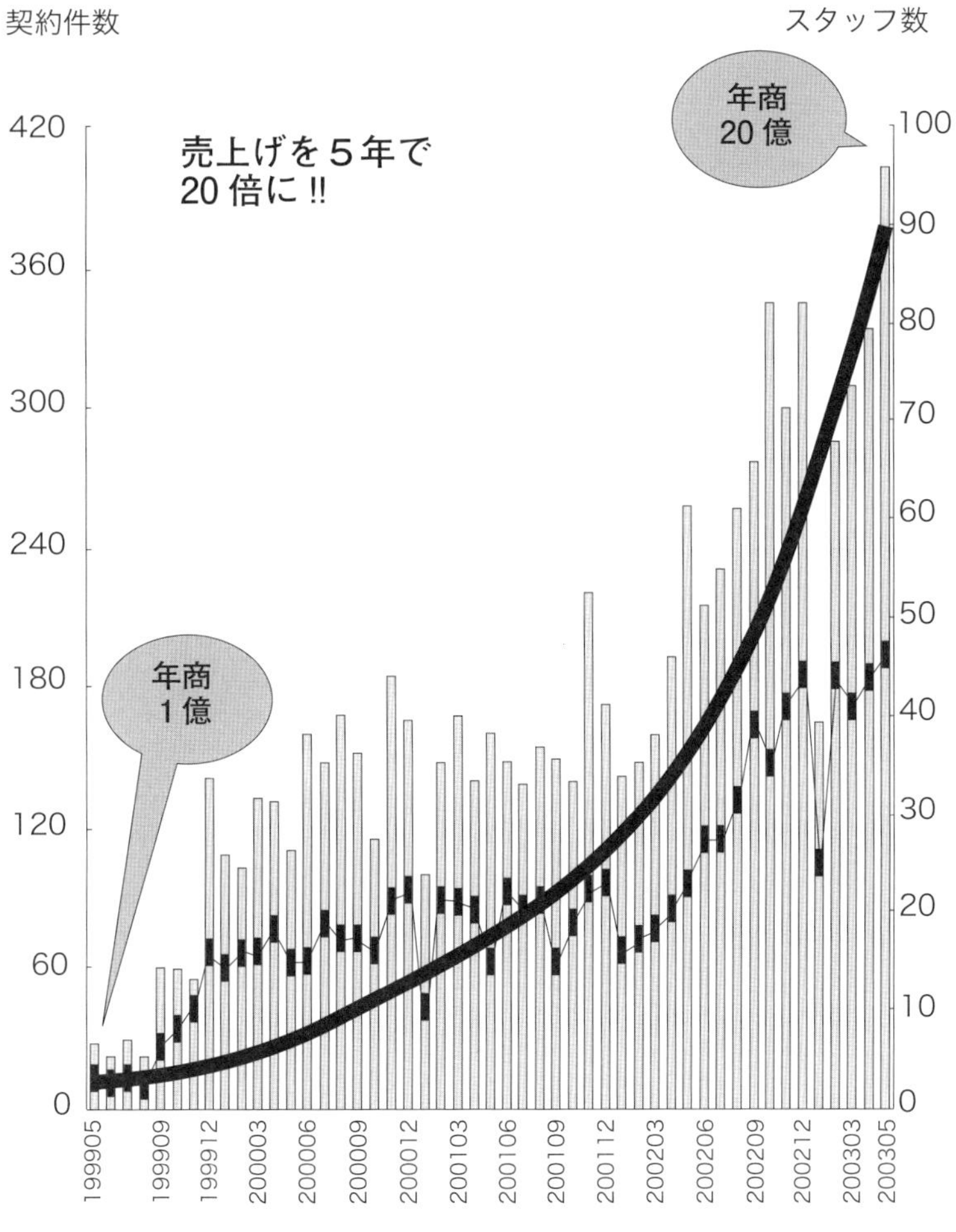

これは、私がゼロから立ち上げ、育成してきた営業組織の月ごとの売上げをグラフにしたものです。

まずは最初の1年で、年商を1億円まで持っていきました。

そして、ここからです。

部下に対してしっかりと話し方をトレーニングし、お客様の迷いを取り除き、ご決断へと導くことができるようになったところ、5年間で年商を20倍に伸ばすことができたのです。そして、お会いしてきたのは、特別な富裕層ではなく一般の方々です。

もう一度いいますが、扱っていたのは約１００万円の英語教材です。けっして安い商品ではありません。

インプラントやセラミック、矯正などの自費治療も、トータルするとこのくらいの金額になるケースが多いのではないでしょうか。

そう考えると、歯科界にも私が培ってきた営業の手法を取り入れていただければ、同じような業績拡大を実現することも夢ではないと思います。

第1章

歯科医にこそ、「営業力」が求められる！

1 営業をするのは、患者様のため

もしかして先生は、こんな考えをお持ちではないですか？

「人に何かを提案するのは、押しつけるようでイヤだ」

「患者さんから高額のお金をいただくのは、ちょっと抵抗を感じるなあ」

実際に歯科医の先生たちの話を聞いていても、こういった考えを持っている方は多いように感じます。

でも、私はこんなふうに考えているんです。

「営業をするのは、患者様のためだ！」


考えてみてください。

インプラント治療や矯正治療といった素晴らしい治療を患者様に提供することは、いったい誰のためになるのでしょうか。

歯科医院のためですか？

違いますよね。

それは、患者様ご自身のためになることなんです。

私が扱ってきた英語教材は約100万円でしたが、お客様に商品を提案するときは、いつもこのように考えていました。

「この100万円の教材は、世界のどこを探しても見つからない、素晴らしい商品です。それをお客様に持たせてあげることで、その方に素晴らしい人生を送っていただきたいのです」

と心の底から思っていました。

つまり「目の前の商品を通して、お客様の人生を変えていくのだ」というくらいの使命感を持ってお話していたということです。

逆に「お客様がこの商品を手に入れることができなかったら、どうなるだろう」ということも考えました。

もし私の話し方が十分ではなかったり、ご提案のしかたが良くなかったら、お客様がこの商品を買うことはできなくなってしまいます。

この素晴らしい商品を購入するチャンスを逃したばかりに、お客様はその後、もっと少額で妥協した商品を買うことになるでしょう。そして結局、その商品に満足できず、後になって、より高額のお金をかけて英語を勉強することになるはずです。

あるいは、何年か後に英語を勉強しても、今すぐ学び始めて習得できるものよりも、手に入る成果はずっと小さくなってしまう、ということも起こるかもしれません。

つまり、今ここで、私から商品を買わなかったために、お客様の人生がどんどん悪い方向へすすんでいってしまうのではないか、と考えたのです。


お客様が最高の人生を手に入れるのか？

あるいは、ほどほどに妥協した人生になってしまうのか？

それは、今ここにいる私の話し方、つまりはプレゼンテーションのしかたにかかっているのだと確信したのです。ですから、お客様と話すときに、手抜きは一切できませんでしたし、しませんでした。

私はいつも、お客様の向こうに広がる、その方の人生を見据えてお話をしていたのです。

その姿勢は、そっくりそのまま、お客様に伝わりました。

「吉野さんは、私のことを思っていってくれている」

「吉野さんは、私の人生を良くしたいと思って話してくれている」

このような印象を与えることができたのです。

2 「すすめる」「押す」「粘る」は必要ナシ！

ですから私は、売り込みなんて興味がありません。

多くの人が「営業」と聞いて思い浮かべがちな「すすめる」「押す」「粘る」といった行為は一切するつもりはありません。

むしろ、そういったことは大嫌いです。

「今ある目の前の商品を通して、お客様に素晴らしい人生を送っていただきたい」という一心で、プロとしてお客様にきちんと情報提供する。そして、お客様に判断の基準を与え、最終的にお客様が選択なさる――これが私の考える「営業」なのです。

これは、そっくりそのまま、歯科治療のカウンセリングにも当てはまりませんか？

先生は素晴らしい治療ができると思います。

だから、こう考えてみてほしいのです。

「この最善の治療を通して、目の前の患者さんに幸せになっていただこう。ここで決断できなかったばかりに、ほどほどの治療を選択した結果、結局はもっと高いお金を払い、時間をムダにさせるようなことになっては申し訳ない」

「自分が最高の治療をすれば、患者様は食べたいものを好きなだけ食べることができるし、人前で大きな口を開けて笑うこともできる。美しい口元と、その人の社会的成功はリンクしているのだから、自分に自信が持てるようになるだろう」

「人からの評価も高まるだろう」

つまり、

「歯科治療を通して、患者様の人生の質を向上させたい！　そのお手伝いをさせていただくのだ！」

このように、「治療を通して患者様の人生を幸せな方向へ導くのだ」という使命感を持ってお話をしていただきたいのです。「あなたを幸せにしたい。より良い人生を歩んでいただきたい」という気持ちは、必ず相手にも伝わるはずです。

自費率を高める極意：その1

「患者様の人生を良い方向に導く」という使命感を持つ

3 歯科医は「一人二役」でないと生き残れない

営業についての基本的な考え方を踏まえていただいた上で、今度は歯科医の先生に求められている役割についてお話しましょう。

もっと具体的にいえば、歯科医院の中でどのような仕組みづくりをすべきか、ということになります。つまり、組織が経営を成り立たせるための仕組みを考えてみようということです。

一般の会社であれば、まずは工場で良い商品を作るところからスタートします。

でも、いくら良い商品を作っても、その会社に営業マンがいなかったらどうなるでしょうか？

作った商品は、まったく売れないということになりますよね。

ですから、一般の会社は「工場で良い物を作る」「営業マンが商談して売る」という２つのプロセスで成り立っているのです〔図表２〕。

〔図表2〕　普通の会社であれば……

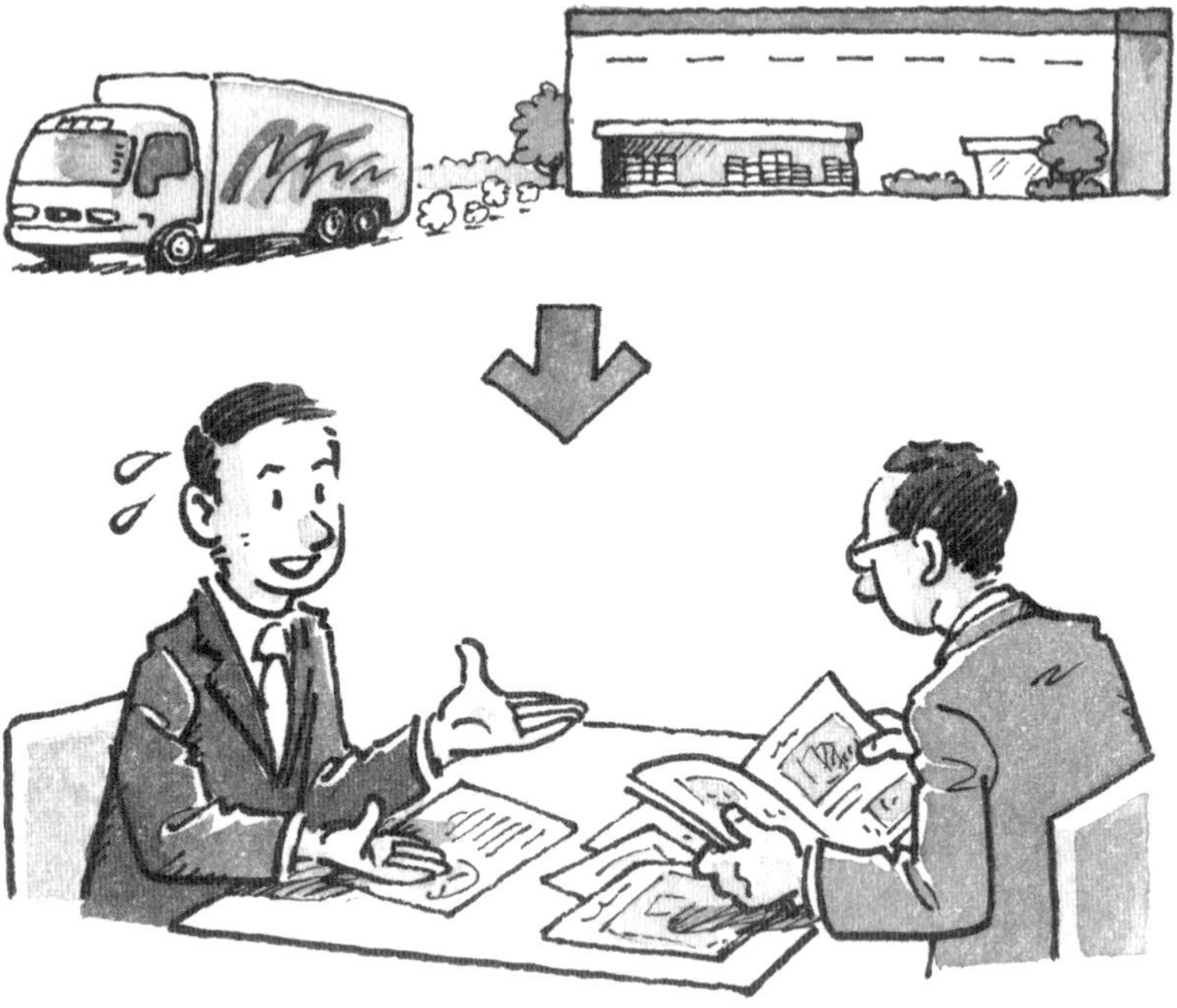

「良い物を作ること」「営業して売ること」
この２つがそろわないと会社は成り立たない！

〔図表3〕　　歯科医院の場合……

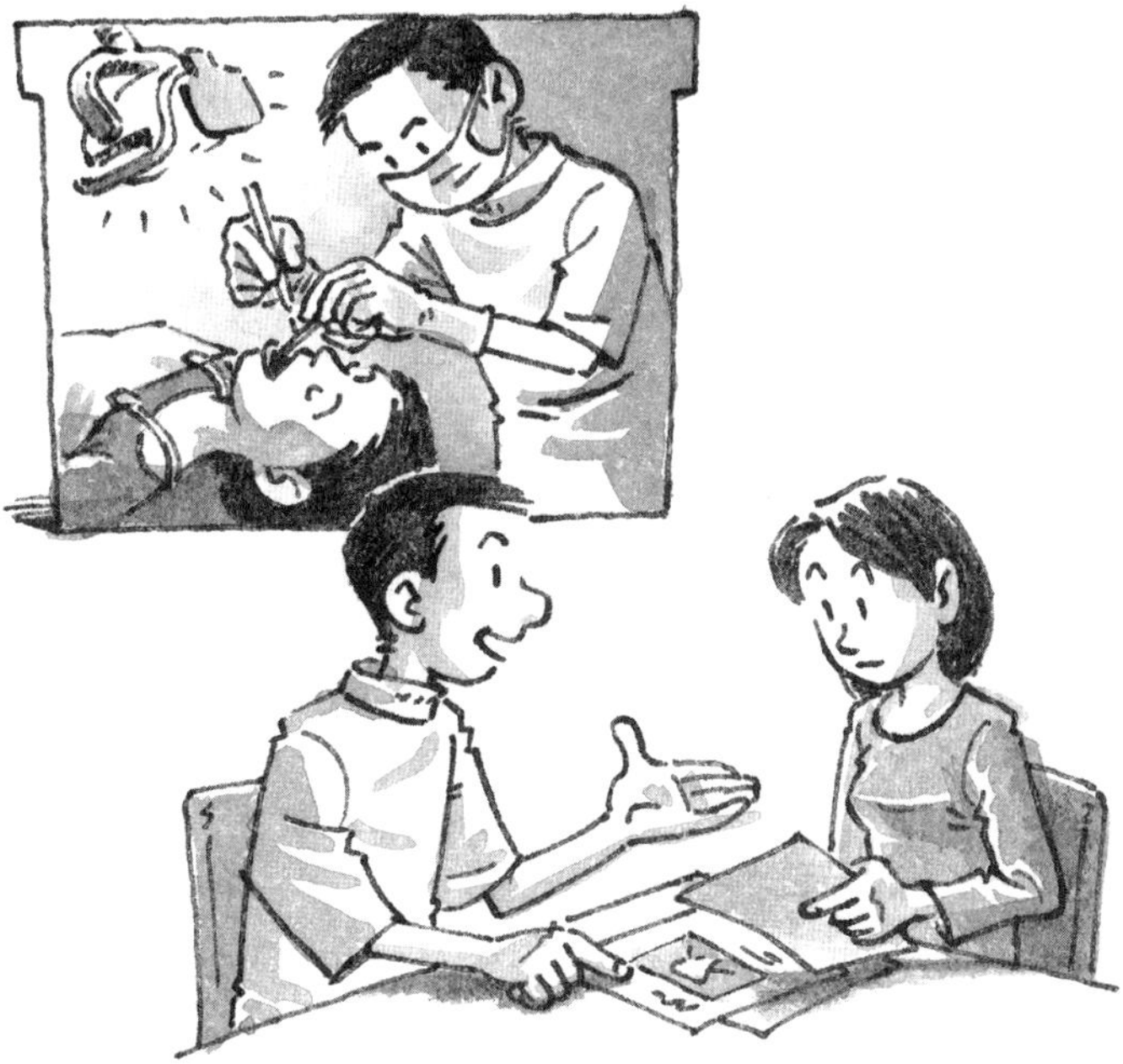

歯科医院は先生自身が
「良い物を作ること」「営業して売ること」
この２つができなければやっていけない！

それに対し、歯科医院ではどうでしょうか。

こちらの場合、「工場で良い物を作る」「営業マンが商談して売る」という2つのプロセスが、歯科医の先生ご自身というシステムの上にのっかっているのです（図表3）。

つまり、「先生自身が工場でもあり、営業マンでもある」ということなのです。

そう考えると、歯科医院経営はちょっと特別な世界であることがわかっていただけると思います。


歯科医の先生にとって、「工場で良い物を作る」ということは、「技術力をアップし、治療の質を上げる」ということに当たります。

このプロセスについては、先生もこれまで大変なこだわりを持ってやってこられたのではないでしょうか。

そのために、最新の技術を学び、腕に磨きをかけてきたはずです。

でも残念ながら、現在はそれだけではやっていけません。


今の時代は、歯科医院でも「営業マンが商談して売る」というプロセスがないと、仕事が半減してしまうのが現実です。

つまり、先生の素晴らしい治療を提供し、患者様に幸せになっていただくには、「商談して売る」ための営業力を身につける必要があるということです。

シビアな言い方をすれば、

「工場で良い物を作る」

「商談して売る」

という両方ができない歯科医院は、生き残れないということです！

だからこそ、歯科医の先生ご自身に、患者様にきちんとしたご提案ができるだけのカウンセリング力を身につけていただきたいのです。

自分が身につけたカウンセリングの手法を、次にコーディネーターなどスタッフに教え、相乗効果を得ることもできます。

自費率を高める極意：その２

「先生自身が工場でもあり、営業マンでもある」と心得る

4 人がお金を払うには、高いエネルギーが必要

私にはひとつ自慢があります。

それは「クレームを1件もいただいたことがない」ということです。

私はこれまで何千人、何万人という単位で、数多くのお客様に商品を提案し、たくさんのお申し込みをいただいてきました。

それにもかかわらず、クレームがありません。

これって、とても大切なことですよね。

いくらお客様からお申し込みをいただいても、後からどんどんクレームがくるようでは仕事になりません。申込後も良い関係を築いていけないとしたら、本当に成果を上げたとはいえないのです。

気持ちよくご決断いただき、しかもクレームがこない。その上、お客様から別のお客様を紹介していただける――私は、そういった提案のしかたを開発してきました。

カウンセリングをする上で、まず大前提として、先生に知っておいていただきたいこと

があります。

それは「売ることは、もっとも強い言葉力を必要とする」ということです。

言葉には、とても大きな力があります。

そもそも、人がコミュニケーションをする目的は、何でしょうか？

私がこの質問をすると、たいていはこんな答えが返ってきます。

「相手を知るためじゃあないですか？」

「自分を知ってもらうためでしょう」

「信頼関係を築くためですよね」

それも、答えのひとつではあります。

しかし、相手を知ったとして、それからどうするのですか？

自分を知ってもらったとして、それからどうしたいのでしょうか？

信頼関係を築いたとして、その後どうなるのですか？

大切なのは、その向こう側にあるものなんです。

人間は古代から、たったひとつの目的のためにコミュニケーションをしてきました。

その目的とは「人を動かす」ということです。

〔図表4〕　コミュニケーションの目的

売ることにはもっとも強い

言葉力

が求められる

コミュニケーションの目的

＝人を動かすこと

＝人に行動させること

強い影響力のある話し方をしない

と売れない！

人間はこのためだけに、言葉を作ったのです。

「人を動かす」というのは、「人を行動に駆り立てる」ということです。

ですから、誰かとコミュニケーションをして、その人が実際に行動したら、そのコミュニケーションは成功ということになります。

誰かとコミュニケーションをして、結果として、その人が何も行動しなかったら、残念ながらそのコミュニケーションは失敗ということです。


そして行動には、いろいろな種類があります。

食べる、寝る、本を読む、勉強をする、デートをする……。

人間の行動は数限りなくあるわけですが、その中でももっとも高いエネルギーやモチベーションを必要とするものは何だと思いますか？

それは「自分の財布を開けて、お金を払う」という行動です。


人間にはそれぞれ、「生存の欲求」が備わっています。ですから、自分の懐から、お金が出ていくことと食べ物が出ていくことを、本能的にもっとも嫌うのです。

なぜなら、それは自分の生存がおびやかされることにつながるからです。

よほど、高いエネルギーとモチベーションがないと、自分からお金を出す、ということはしないものなのです。

先生はカウンセリングをして、最終的に患者様から「じゃあ、先生それでお願いします」といっていただき、お金を払っていただかなくてはいけませんよね。

ということは、カウンセリングを通して、患者様に非常に高いエネルギーとモチベーションを与えなくてはいけないということなのです。

それができなければ、人は動きません。

自費率を高める極意：その3
コミュニケーションの目的は、相手に影響を与え、動かすこと

相手に高いエネルギーとモチベーションを与え、行動に駆り立てるということは、その人が相手に強い影響を与えているということです。

つまり、先生が目指すべきは「強い影響力のある話し方」なのです！

自分の言葉が相手に影響を与え、行動させる。

まずは、このイメージをしっかりと思い描いてみてください。

5 翌日どれだけ思い出せるか？が勝負

では、「影響力のある話し方」とはどのようなものなのでしょうか。

ある患者様が歯科医院を訪れて、インプラントについて先生の説明を聞いたとします。

その後、歯科医院を出てからの患者様の様子を想像したことがありますか？

普段の生活に戻った患者様には、いろいろな出来事が起こるでしょう。

急な電話がかかってくるかもしれないし、買い物にもいくでしょう。お酒を飲んで酔っぱらうかもしれないし、夫婦ゲンカをすることだってあるかもしれません。

そうしたいろいろな出来事がありつつ、１日が終わって眠りについた患者様が、翌朝目を覚ましたとき、先生から聞いた話をどれだけ思い出せるでしょうか。

そこが問題なのです。


「そういえば、昨日、あそこの歯科医院に行ったな。先生が何かいろいろと話してくれたけど、あれって何の話だったっけ？」

こんな感じで、患者様が先生の話を思い出せないようだと、どうなりますか？

間違いなく、お申し込みはいただけませんよね。

つまり、カウンセリングは失敗ということです。

それどころか、下手をすれば、その患者様は二度と先生の医院にはこなくなってしまうかもしれません。

これでは、とても影響力のある話し方とはいえません。


「影響力がある」というのは、こういうことです。


「そういえば、昨日、あそこの歯科医院に行ったな。先生がインプラントの説明をしてくれたんだっけ。先生がいっていたこと、気になるなあ〜。どうしようかな、ちゃんと考えなくちゃいけないよな」

こんなふうに、翌朝起きてからも、患者様の頭の中を先生の話がグルグル回っているくらいでないといけないのです。

もっといえば、翌朝思い出してもらえるだけでは十分とはいえません。

1週間経っても、先生の話が頭の中でグルグルグルグル回っていて、どうしても忘れられない。居ても立ってもいられない。それくらい強い影響力のある話し方をしないと、お申し込みはいただけないでしょう。あるいは1ヵ月でも2ヵ月でも、ちゃんと覚えていてもらえるような話し方をしていかなくてはいけないのです。

「人から聞いた話が、いつまでも頭の中をグルグル回っているなんて、そんなこと本当にあるの？」

そう思う先生もいるかもしれません。

でも、これはけっして大げさな表現ではないのです。

そのことを教えてくれたのは、私から商品を購入したお客様でした。

その方は、申込書を書きながらこういったのです。

「吉野さんとお話してからの1週間、私の頭の中を、吉野さんの言葉がグルグルグルグルグル回って離れなかったんです。何をしていても、気になって気になってしかたがなかった。最後には、居ても立ってもいられなくなって、こうして申し込みにきたんですよ」

これが、私たちの目指すカウンセリングでの話し方なんです。

強い影響力のある話し方をすれば、相手は本当にこんな気分になるということです。

自費率を高める極意：その4

1週間後も、患者さんの頭の中を先生の話がグルグル回っているくらいの話し方を目指す

6 「45件中、契約ゼロ」の理由とは？

では、人に影響を与えるには、何が大切になってくるのでしょうか？

それは「構成」です。

何を、どのような順番で、どれくらいの分量で話すか。

それによって、人を動かすことができるかどうかが変わってくるのです。


先ほどお話したとおり、カウンセリングで先生が目指すべきところは、「自分の財布を開けて、お金を払う」という行動を患者様にとっていただくことです。インプラントや矯正などの素晴らしい治療についてきちんとお伝えし、患者様にお申し込みをいただくことが目的なのです。

では、申し込みがいただける話し方と、いただけない話し方の違いは、どこにあるのでしょうか？

私はこれまでに、延べ３００人の部下を採用し、そのほとんどに同行してプレゼンの様子を見てきました。

そして、面白いことがわかったのです。

ある女性の部下の例をお話しましょう。

私のもとに、とても素敵な女性の部下が入ってきました。

元キャビンアテンダントで、きれいだし、好感度も高く、言葉づかいもしっかりしていて、話し方も上手です。しかも、扱う商品のことをとてもよく知っていました。なぜなら、彼女はもともと、その商品のユーザーだったからです。

しかも、彼女には行動力がありました。

どんどん電話をかけて、１ヵ月でなんと45件ものアポを取ったのです。そして、45件のプレゼンを行いました。

さて、彼女は一体、何件の契約をいただけたと思いますか？

答えは「ゼロ」だったのです！

この数字には、私も驚くしかありませんでした。

なぜなら、その営業の仕事は、３件のプレゼンに対して1件の割合で契約がいただけるということが、過去20年の統計でわかっていたからです。

ですから私も、45件のうち、15件は契約がいただけるだろうと考えていました。

なのに、結果はゼロ！

正直いって、上司である私も参りました。これでは、見込客のムダづかいになってしまいます。

こんなに感じが良くて、こんなに商品に詳しいのに、1件のお申し込みもいただけないとはどういうことなのか。

そこで私は、彼女の営業に同行しました。

そして、見てしまったのです。「申し込みがいただけないプレゼン」の典型的な例を。

彼女はまず、きちんと商品説明をしました。

続いて、金額の説明に移ります。

「こちらのコースですと、この金額になります。こちらのコースにされると、この金額になります」

そして、その後に彼女はこういったのです。

「いかがでしょうか?」

そして、ニコニコと笑顔を浮かべたまま、ずっと黙っていました。

するとお客様はこういいました。

「少し考えさせてください。主人にも相談しなくちゃいけませんし……」

それに対して、彼女はこう答えたのです。

「わかりました、もちろんです。それでは、しばらくお考えください。私のほうから、またお電話させていただきますね」

そういって、パンフレットをカバンにしまい、帰ろうとしたのです！

私は本当にびっくりしました。そして納得しました。

彼女が1件も契約をとれなかったのは、これが原因なのだと。

価格を説明すると、お客様の口からは、必ずこんな言葉が出ます。

「もう少し考えたい」

「検討したい」

「家族に相談したい」

本書を読んでいる先生も、きっと同じような経験があるのではないでしょうか？

だからといって、ここで話を終わらせてしまったら、お申し込みはいただけません。

このときは、同席していた私が割り込んで話を続けた結果、そのお客様からお申し込みをいただくことができました。

でも、この部下のように、価格説明で話をやめてしまったら、45件プレゼンをしても、1件も契約が取れないということが起こり得るのです。

私はつくづく、そのことを痛感しました。

7 99%はクロージングで決まる

こうした経験を通じて私が発見した「お申し込みをいただける話し方」と「お申し込みをいただけない話し方」の違いは、次のようになります。

申し込みがいただける話し方＝欲しがらせる商品説明＋徹底したクロージング
申し込みがいただけない話し方＝それなりの商品説明＋中途半端なクロージング

ここでいう「クロージング」とは、価格説明の後に何を話すかということです。

もちろん、商品説明も大事です。

でも、価格説明の後に、どれだけ十分な話ができるかで、お申し込みがいただけるかどうかが決まるのです。

もっといえば、99％はクロージングで決まるといっていいかもしれません。

私の部下の事例が、それを証明しています。

45件プレゼンをしても、価格説明の後に何も話さなかったために、契約ゼロという結果

〔図表5〕　売れるセールス・売れないセールスの差

多数のプレゼンに
同席してわかったこと

欲しがらせる
商品説明＋徹底したクローズ
＝売れるセールス

それなりの
商品説明＋中途半端なクローズ
＝売れないセールス

に終わったわけですから。

ひと昔前、営業の世界では「数をこなすうちに話し方も上手になる」といわれてきました。量から質が生まれると信じられていたのです。

しかし、この考え方は、もはや過去のもの。昭和の時代の遺物といってもいいでしょう。現代では、いくら商談の件数をこなしても、話し方の質が悪ければ、まったく結果が出ないということが起こってしまいます。

歯科界でいえば、いくらカウンセリングをしても、話し方がまずければ、自費率をアップすることはできないということです。

でも、安心してください。

私は研究を重ねて、「価格説明の後に、何をどのくらいの分量で話せば、気持ちよくお申し込みをいただけるのか」を解き明かしました。

つまり、営業でいう「クロージング」の話し方を開発したのです。

この本では、それを歯科界のためにアレンジしてお伝えすることにします。

次の章では、クロージングを含めたカウンセリングの「構成」について、さらに詳しく見ていくことにしましょう。

第2章

カウンセリングの間、患者様は何を考えているのか?

1 「価格説明」で、人の気持ちは急降下する

営業におけるプレゼンテーションでは「構成」が重要になります。

歯科医が患者様に対して行うカウンセリングも同様です。

そこで、まずは「何をどのような順番で話すか」という基本的な流れを確認しておきましょう。

カウンセリングの構成は、次の〔図表6〕のようになります。

では、このような構成で話したとき、患者様の気持ちはどのように変化していくのでしょうか？


最初の「情報収集」は、相手を知るということです。つまり、患者様が何を考えているのか、きちんと聞くということですね。

その人が歯についてどんなことで困っているのか、歯が良くなったらどんなものを食べたいと思っているのか、きれいな歯並びになったら何をしたいのか……。

そういったことを具体的に聞き出していきます。

〔図表6〕　**カウンセリングの構成**

①情報収集
↓
②商品説明（治療説明）
↓
③価格説明
↓
④クロージング
↓
⑤お申し込み

それによって、患者様は「やっぱり歯を治したいな」という気持ちになってきます。

次の「商品説明」は、歯科医院の場合は「治療方針の説明」に当たります。

先生が最善の治療についてきちんと説明すると、患者様はこんなことを考えます。

「やっぱり歯が抜けたままなのはつらいな」

「笑うと銀歯が見え隠れするのはイヤだな」

「誰が見てもきれいだと思うような歯にしたいな」

そして、患者様の気持ちはどん

どん高まっていきます。

「そんなに良い治療なら受けたいな」と思うようになるのです。


しかし、この後の「価格説明」が問題です。

「今、ご説明した治療の金額は、こちらになります」

そういって価格を提示した途端、お客様の頭の中にはこんな声が響きます。

「うわ～、高いだろうとは思っていたけれど、ここまでするの?!」

そして、高まっていた気持ちがストンと下がります。

「治療を受けたい」と熱くなっていた感情が、一気に冷めるのです。

これは絶対に、そして確実に起ることです。


お金の話をすると、相手は100人中100人とも、気持ちが下がります。

お金がある人でも、経済的に厳しい人でも、同じことです。

カウンセリングに慣れている先生が話しても、慣れていない先生が話しても、やっぱり
結果は同じなのです。私自身、同じ経験をしてきました。

価格説明をしながらお客様の顔を見ると、さっきまでの笑顔が急にこわばったのがわかります。眉間にはシワが寄り、表情は灰色にくもっています。

毎回そんなことが起きるのです。

ですから私は、価格説明のときは、お客様の顔を見ないようにしています。

このときだけは、価格の書かれた紙に視線を落とし、「こちらがこの金額で～」と指で指し示しながらご説明するようにしています。

だって、お客様の暗い顔を見ても、しかたありませんから。


お金の話をすると、必ず人の気持ちは下がる！


これが現実です。しかたのないことなのです。

まずはこの現実を受け入れてください。

自費率を高める極意：その5

お金の話をするときは、患者様の顔を見ない

2 血迷わないと申し込まない！

だからといって、このまま終わらせてしまったら、お申し込みはいただけません。

45件もプレゼンをしたのに、1件も契約が取れなかった私の部下のようになってしまいます。

そこで重要になるのが、次の「クロージング」です。

ここで、患者様の疑問や不安、迷いを取り除かなくてはいけません。

そして、この治療を受ければ、どんな素晴らしい未来が待っているのかを、丁寧な言葉でわかりやすくお伝えしていくことが必要です。

そうすれば、患者様の気持ちは再び高まってきます。

どうしても治療が受けたくなり、お金のことは二の次、三の次になってしまい、ほとんど血迷った状態になって、最終的には「お申し込み」をいただくことができるのです。

これが、お客様（患者様）が申し込むまでの気持ちの動きです。

図でわかりやすく示してみましょう〔図表7〕。

〔図表7〕　歯科医院でのプレゼンの構成と患者様の気持ち

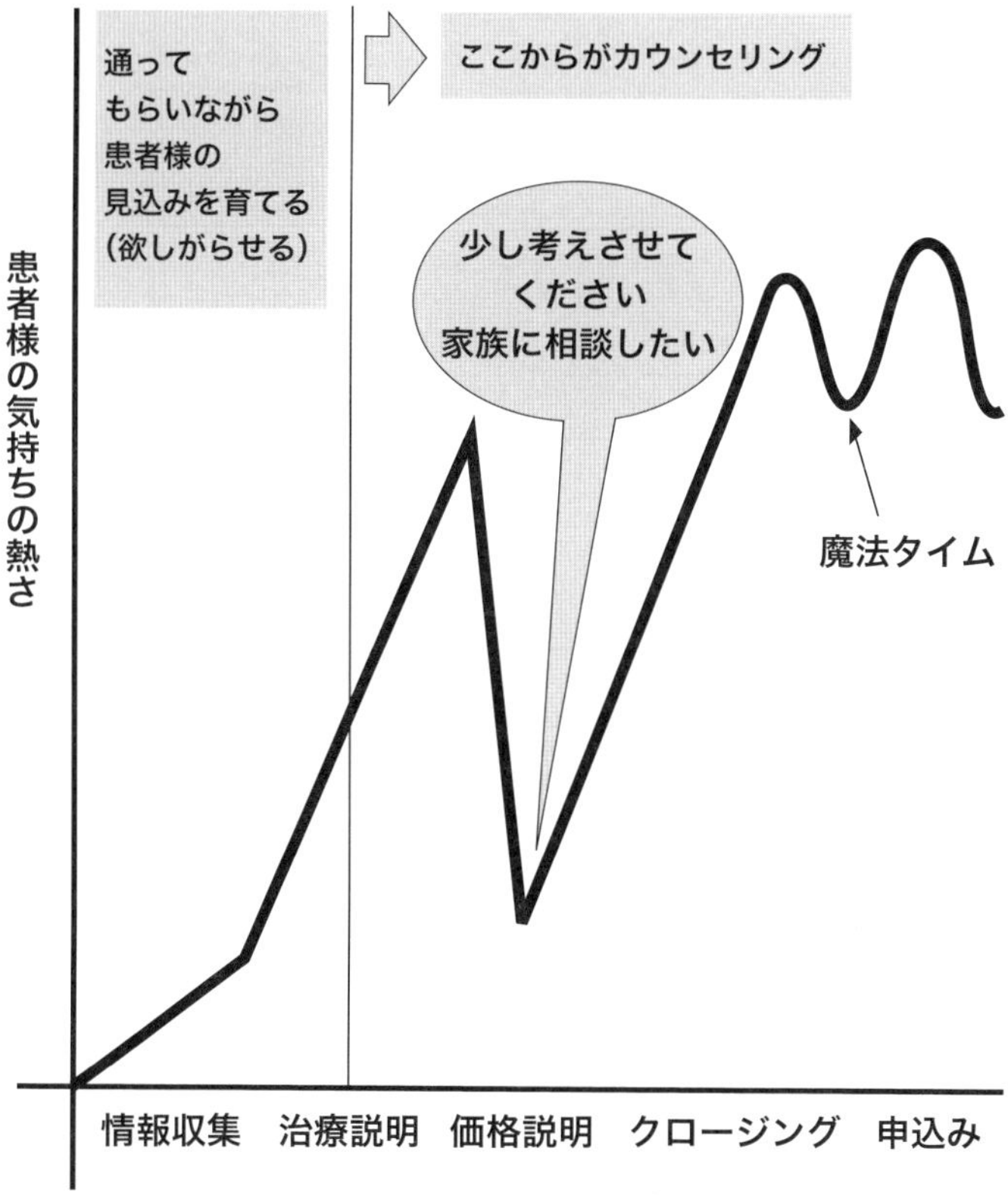

グラフの横軸は、カウンセリングの構成です。

そして縦軸が、患者様の気持ちの熱さを表します。上にいくほど熱い、つまり「治療を受けたい」という気持ちが強いということです。反対に、下にいくほど気持ちが冷めている、つまりは「治療を受けたくない」ということになります。

「情報収集」から「治療説明」にかけて、患者様の気持ちがどんどん熱くなり、「価格説明」で急降下します。

しかし、続けて「クロージング」をすれば、また気持ちはどんどん高まっていき、「お申し込み」へと導くことができるということです。さらに「魔法タイム」（60ページ参照）を用意して完璧を期します。

自費率を高める極意：その6

価格説明の後のクロージングが勝負の分かれ目となる

3 「考えたい」で話を終わらせてはダメ！

「価格説明」で気持ちが一番下まで落ちたとき、お客様から必ず出るのが――

「少し考えさせてください」

「検討したいので、時間がほしい」

「妻に（主人に、母に）相談したい」

このような言葉が絶対に出ます。それが現実なのです。

だからといって、素直にこう考えてはいけません。

「考えたいといっているのだから、ひとまずカウンセリングは終わらせなくては……」

「家族に相談したいのなら、今日のカウンセリングはここまでだな」

こう考えるのは、大間違いです！

私がお伝えする「クロージング」の定義は、「考えたい」「検討したい」「相談したい」という言葉が出た後も、さらに話を続けることです。

けっして、話を終わらせることがクロージングではありません。

ここは絶対に勘違いしないようにしてください。

付け加えると、カウンセリングをする先生のエネルギー配分も非常に重要です。

多くの方は、治療説明のときに「これがいい」「あれがいい」と一生懸命に話をされているると思います。

その結果、治療説明でエネルギーの大半を使い果たしてしまっていませんか？

でも本当にエネルギーを必要とするのは、クロージングの部分なのです。

お金の話をするまでは、それほど大変ではないはずです。

でも、お金の話を出した後は、話すのにとても苦労しますよね。

患者様の落ち込んだ気持ちを再び引き上げ、お申し込みの決断へと導こうとすれば、先生のほうだって消耗するのです。

ですから、カウンセリングにおけるエネルギーの配分は、価格説明で金額をお伝えするまでが3割、その後が7割と考えてちょうどいいでしょう。

これは、時間的な配分と考えてもいいでしょう。カウンセリング全体のうち、7割の時間は価格説明より後に使う——そのような心構えで臨んでください。

自費率を高める極意：その7
エネルギーの配分は、お金の話が出る前3割：お金の話が出た後7割と心得る

4 お金の話は、欲しがらせた後で

価格説明をいつすべきか、これについても、いろいろな考え方があるでしょう。

先生によっては、治療説明の前に価格表を出して見せている、というケースもあるかもしれません。私もこの点については、ずいぶんと研究を重ねてきました。

そして、ひとつのルールを見つけたのです。それは、次のタイミングです。


お金の話をするベストタイミング　＝　欲しがらせた後

相手に欲しがらせるのは、治療説明の部分です。ですから、価格説明は治療説明の後、ということになります。

ここが、とても重要なところです。

もし相手が欲しがる前にお金の話をしたら、その患者様は二度と戻ってこないでしょう。

ホームページなどで、前情報として大まかな金額をお知らせしておくのはかまわないと思います。ただ、その人への具体的な治療費の提示は、必ず「欲しがらせた後」にするのだということを覚えておいてください。といって、「治療説明の後に価格説明」という、この順番さえ守ればいいというわけではありません。

今度は、申し込みをいただけなかった場合の患者様の気持ちの動きを、図で示してみましょう〔図表8〕。この場合、「情報収集」では当たり障りのない世間話や、家族の話などをしています。

お客様の本当の悩みを知ることができず、歯が良くなったらどんなことをしたいのかも聞き出せていません。そんな表面的な情報収集で終わってしまいます。

そして「治療説明」では、難しい専門用語を使って、機能やスペックについての情報ばかりを話してしまっています。

これでは、患者様の気持ちはそれほど高まっていきません。

つまり、欲しがってもらえないということです。

こんな状態のまま価格説明に移ると、どうなるでしょうか。

患者様の気持ちは一直線に落ちていき、ゼロどころかマイナスへと下がっていくでしょう。横軸を突き抜けていったまま、二度と浮上してくることはありません。

これが、一番やってはいけないカウンセリングです。

こんなことにならないよう、患者様にしっかりと欲しがらせることが必要なのです。

〔図表8〕　プレゼンの構成と患者様の気持ち

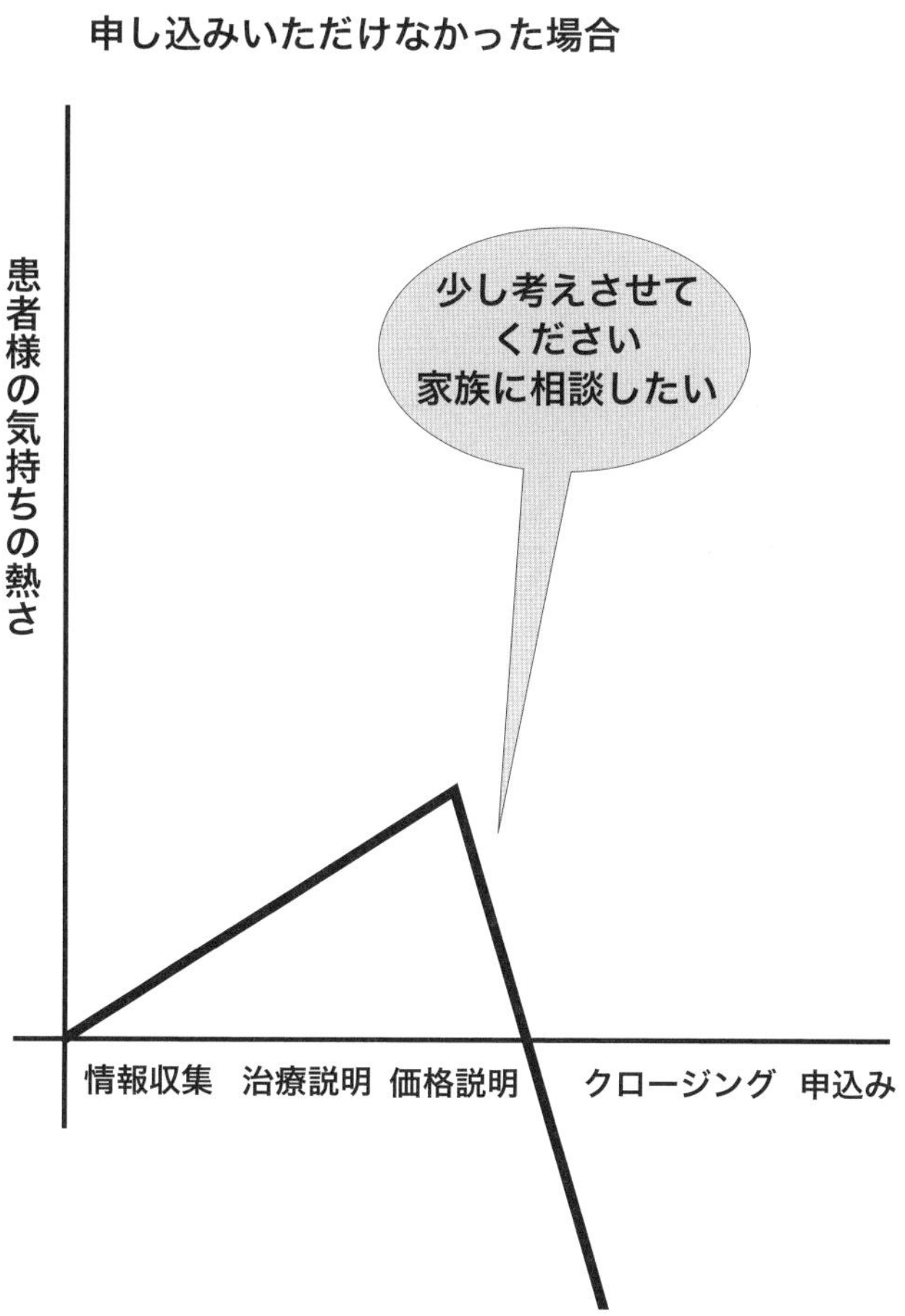

5「ノーネガ」なのに申し込まない理由は？

ところで先生は、患者様へのカウンセリングをしていて、こんな経験をしたことはありませんか？

きちんと説明をして、患者様の疑問や不安、迷いはしっかりと取り除いた。しかも、その人は経済的にもゆとりがあって、支払能力には何の問題もありません。

なのに……。

なぜかお申し込みをいただけない！

同じようなことが今、歯科界だけでなく、営業の世界全体で起こっています。

何も否定的な感情がないことを、私は「ノーネガ」と呼んでいます。

「ネガがない」ということですね。

疑問も不安も迷いもない「ノーネガ」なのに、契約が取れない――こんな相談が、さまざまな業界の営業担当者からたくさん寄せられています。

なぜノーネガなのに、お申し込みがいただけないのでしょうか？

その理由はひとつ。

「欲しがりようが足りないから」です。


人は思い切り欲しくなって、お金のことが二の次、三の次にならないと、申し込まないのです。

はっきりいうと、「お金のことなどどうでもいい」という頭に血がのぼった状態にならなければダメということです。

でも、すでにノーネガにはなっているのですから、お申し込みまであと一歩のところまできているわけです。

では、どうすればいいのでしょうか。

答えは明確です。

もっと欲しがらせればいいのです！

自費率を高める極意：その8
「ノーネガ」で申し込みに至らないときは、もっともっと欲しがらせる

6 相手は商品が欲しいわけではない

では、相手にその商品を欲しがらせるには、何を話したらいいのでしょうか?

患者様に「インプラントを入れたい」「前歯を矯正したい」と思っていただくには、何をお伝えすればよいのでしょうか。

答えは「**治療後の素晴らしい未来像**」です。

何かを買うとき、その人は商品が欲しいわけではないのです。

「その商品を買うことによって得られる素晴らしい未来」を手に入れたいのです。

歯科治療でも同じです。

患者様は、歯科医院で治療をして欲しいわけではありません。

「その治療をすることによって得られる素晴らしい未来」を手に入れたいと考えるのです。

とくに歯の場合は、それを失うことによって、諦めることになったものがたくさんあるはずです。

「入れ歯にしたら、好きなものが思うように食べられなくなった」

「歯が抜けたら力が入りにくくなって、ゴルフへ行っても飛ばないので、あまり楽しめなくなった」

「噛み合わせが悪くなったせいか、顔の輪郭がたるんで老けてみられるようになり、おしゃれや外出を楽しめなくなった」


こうして失ってしまったライフスタイルを、もう一度取り戻したい！

そして、以前のようにイキイキと楽しく生きていきたい！

患者様はそんなふうに考えているのです。

治療はあくまでも、そのための手段にすぎません。

その未来像をできるだけ具体的に話すことができれば、患者様の気持ちは盛り上がり、もっともっと欲しがらせることができます。

自費率を高める極意：その9
治療後の素晴らしい未来像を具体的に示す

7 「魔法タイム」で未来像を語れ！

ですから、カウンセリングでも、未来像を語る時間が必要になります。相手をもっと欲しがらせるための時間がないと、お申し込みをいただくことができないのです。

そこで私は、そのための時間を「魔法タイム」と名づけました（49ページ参照）。

価格説明をして、患者様から「考えさせてください」のひと言が出た後に、クロージングで疑問や不安を取り除き、さらに魔法タイムを設けて未来像を語る必要があるのです。

〔図表9〕　理想的なカウンセリングの構成

①情報収集
↓
②商品説明（治療説明）
↓
③価格説明
↓
④クロージング
↓
⑤魔法タイム
↓
⑥お申し込み

最初に基本的なカウンセリングの構成をお伝えしましたが〈図表6〉、それをさらに発展させた理想型は、〈図表9〉のようになります。

どうして魔法タイムを最後にするのかという理由も、お話ししておきましょう。

心理学には「ピークエンドの法則」というものがあります。

人間が何らかの体験をしたとき、一番盛り上がった「ピーク」の出来事と、最後の「エンド」の出来事しか覚えていないということです。

たとえば、男女がお付き合いをして、結果的に別れてしまったとしますよね。その場合、後になって思い出すのは、２人の気持ちがもっとも盛り上がっていた時期のことと、別れ際のことだけだそうです。

これをカウンセリングの構成に当てはめると、患者様の気持ちが一番盛り上がる治療説明と、最後のクロージングや魔法タイムだけが記憶に残るということです。

自費率を高める極意：その10
魔法タイムでピークとエンドを記憶に残す

8 キャンセルをし損なうのは、どんなとき？

そして、未来像が頭に残るということは、キャンセルが非常に起こりにくくなるということでもあります。

患者様は、申込用紙に記入した後、また迷い始めます。

「やっぱり、やめておこうかな」

「このお金で、別のものを買おうかな」

ほぼ全員が、必ず一度はキャンセルを思い立つものなのです。

そこで、先生のお話したことが何も頭に思い浮かばなければ、そのまま本当にキャンセルされてしまいます。

でも、魔法タイムで聞いた未来像を思い出してもらえれば、話は変わってきます。

「そういえば先生が、歯を治療すれば、ガマンしていた新鮮なお刺身が食べられるとおっしゃっていたな。人前で堂々と歯を見せて話すことができるから、自分に自信が持てるともいってたよなあ」

そう思っているうちに、キャンセルをし損なうのです。

「キャンセルをしない」ではありません。「キャンセルをし損なう」のです。

私は長く営業の世界でやってきましたが、その経験から「お申し込みの成立＝キャンセルのし損ない」だと理解するようになりました。

私自身も、いろいろと高額な商品を買ったことがあります。お金に余裕があるときにも買ったし、お金がないときにローンを組んで買ったこともありました。

いずれにせよ、申し込んだ後には、いつもキャンセルを思い立ったのです。

「やっぱり、やめておこうかな」と。

それでも踏みとどまったのは、その商品を手にしたときの未来像が頭に思い浮かんだからです。そしてお金を払い、その申し込みが成立してしまった……。

それだけのことなのです。

ですから先生も、カウンセリングの最後は必ず、未来像をしっかり語る魔法タイムで締めくくっていただきたいと思います。

自費率を高める極意：その11

魔法タイムで未来像を語り、キャンセルをし損なわせる

9 歯科医ならではのカウンセリングの特徴とは？

ここまでカウンセリングの構成についてお話してきましたが、歯科医の場合は、他の営業のプレゼンとは違う点があります。

それは、一度の面談で、カウンセリングの構成すべてをやらなくてもいい、ということです。

こちらからお客様のもとへ足を運ぶような営業なら、一度の商談でクロージングまで持ち込まないと、もしかしたら、二度と相手に会う機会をつくってもらえない可能性があります。

でも歯科医の場合は、何度か通っていただきながら、少しずつお話をすすめることができる——これは、大きなメリットだと思います。

具体的にいうと、情報収集と治療説明までは、何回かに分けてお話すればよいということです。

お話する以外にも、患者様を欲しがらせるための工夫はできます。

私がお聞きしたところでも、自費率アップを達成された先生の多くは、院内の待合室にさまざまなツールを用意していました。

たとえば、インプラントとブリッジと入れ歯、それぞれの長所と短所をわかりやすくまとめた資料をクリアファイルに入れて、患者様がいつでも手にとって見られる場所に置いておきます。

あるいは、実際にインプラント治療を受けた患者様の喜びの声を写真つきで紹介し、目に付きやすいところに貼っておきます。

こうした仕掛けをしておくと、患者様に「こんな治療があるのか。なかなか良さそうだな」というプラスの印象を与えることができます。

また、情報収集の部分でも、コーディネーターの方がじっくり時間をかけて患者様のお話をうかがい、あらかじめ悩みを把握しておくこともできますよね。

ですから、歯科医の先生の場合、お申し込みをいただくためのカウンセリングというのは、実質的には治療説明より後のプロセスということになります。

価格を説明し、クロージングで疑問や不安を取り除き、未来像を語る――この部分が本当の意味でのカウンセリングなのです。

ぜひ先生には「価格説明～クロージング～魔法タイム」での話し方を、より重点的に身につけていただきたいものです。

10 営業に関する3つの間違い

先生は、「営業」と聞いて、どんなイメージを思い浮かべますか？

一般的な企業での営業経験がなくても、歯科医としてキャリアを積んできた中で、「物を売るには、こうすればよいのだろう」という自分なりの考えがあるかと思います。

ところが、歯科界を含め、世間の人たちが抱く「営業」のイメージには、間違ったものが多いのです。

それどころか、現在営業マンとして働いている人でさえ、大きな誤解をしていることがよくあります。

私は20年近く営業を経験してきて、「営業における3つの大きな間違った考え方」に辿り着きました。

【営業における3つの大きな間違った考え方】

その1：「商品の良さをしっかり伝えれば売れる」

営業スキルを紹介する本の中には、こんなことを書いてあるものも多いようです。

しかし、はっきりいいましょう。これは、嘘です！

先生も、カウンセリングをしていて、患者様にこんなことをいわれたことはありませんか？

「とても良い治療だということはわかりました。それでは、少し考えさせてください」

きっと、ありますよね。

その商品が良いことはよくわかった。それでも、お申し込みがいただけないことは、いくらでもあります。

もちろん、商品の良さを伝えることは必要です。

でも、それだけではダメなのです。

なぜなら、「商品が良い」ということは当たり前のことだからです。劣悪な商品なら、自然淘汰されて消えていくでしょう。

当たり前のことを伝えただけでは、売れなくて当然です。

その2：「感じよく対応すれば売れる」

ある歯科医の方が、こんな経験を話してくださいました。

経営コンサルタントに「自費率をアップするにはどうすればよいか」と相談したところ、「スタッフのマナーを改善し、患者様への対応を良くすればいい」といわれたそうです。

そこで、その歯科医院では、多額のお金と時間を注ぎ込んで、スタッフのマナー研修を行いました。

おかげで、スタッフはとても感じが良くなりました。笑顔も素敵だし、言葉づかいも丁寧で完璧です。

それでは、自費率アップはできたのでしょうか？

答えは「ＮＯ」でした。

再び、はっきりいわせていただきましょう。

感じがいいというだけで出てくるお金は、３０００円までです。

いくら相手がニコニコしていて印象が良くても、それだけでは３０００円以上のお金を財布から出そうとは思わないということです。

当然ながら、感じが悪いよりは、良いほうがいいに決まっています。

でも、それだけではお金にはならないのです。

その３：「お金のある人が買い、お金のない人は買わない」

私は、この３つめが、究極の間違った考え方だと思っています。

先生のところにも、いろいろな患者様がいらっしゃるでしょう。お金持ちの方もいれば、経済的に苦しい人もいると思います。

〔図表10〕　人の心を動かす営業術【３大間違った考え方】

３大間違った考え方

▶その１◀

商品の良さをしっかり伝えれば売れる

▶その２◀

感じよく対応すれば申し込んでいただける

▶その３◀

お金のある人が買い、ない人は買わない

ですが、お金がなくても、何とか工面して、自費治療を申し込んだという人が、これまでにもいたのではありませんか？

逆に、お金持ちの人なのに「保険診療でいいです」といわれてしまったこともあるはずです。

そもそも、その人が本当にお金持ちかどうかなど、わからないものです。

歯科医院にくる方の多くは、その近くにお住まいだと思います。

たとえお金持ちの方だとしても、ちょっと近所に出かけるのに、わざわざブランドの洋服とバッグで身を固めることはしないでしょう。

それどころか、普段着にサンダル、ノーメイクで髪はボサボサ、といったことだってあるかもしれません。

そういった方を見た目で判断しようとしても、お金を持っているかどうかはわからないでしょう。

また、本当にお金を持っている人は、そのことを他人に知られたくないと考える場合が多いものです。

お金持ちほど、意外とラフな格好をしていたりするのです。

11 お金がない人は「欲しがりやさん」である

私は、お金がある人にもない人にも、また、お金がありそうに見える人にもなさそうに見える人にも、常に同じプレゼンをしてきました。

それはつまり、どんな人にも最善の商品からご提案したということです。

ただし、その横には、滑り止めとして二番目に良い商品も用意しておきました。

最善のものが売れればベストですが、現実には、それがどうしても難しいケースが出てきます。

その場合、滑り止めの商品があれば、少なくとも成果はゼロにはなりません。

ところが驚いたことに、経済的に余裕のない人のほうが、最善の商品を選択される場合が多かったのです。

失礼ながら、廃屋かと思うようなお住まいで暮らしていた方が、お子さんのために約１００万円の英語教材を一括でご購入されたこともありました。

ですから、相手を見た目で判断してはいけないのです。

「この人はお金がなさそうだから、これくらいでいいだろう」と考えて、最善ではなく、ほどほどの治療だけを提案している先生がいらっしゃるとしたら、それは非常にもったいないことだと思います。また患者様に申し訳ないことです。


お金がない人は、なぜそうなってしまったのかを考えてみてください。

それは、何でも欲しがって買ってしまうからです。

お金がない人＝欲しがりやさんということなのです。

もしかしたらお金持ちの人は、ケチケチしてお金を使わないから、そうなれたのかもしれないのです。

ですから、お金がない人、あるいはお金がなさそうに見える人にも、きちんと最善の治療についてお話をしてみましょう。

そして、未来像を語ってみてください。

「今はちょっと経済的に余裕がないけれど、先生がそこまでおっしゃるのなら……」

そういって、お申し込みになる方は多いはずです。

カウンセリングにはリスクがありません。先生のほうに、何も失うものはないのです。

遠慮せず、どんな患者様に対しても、どんどん積極的に提案をしていきましょう。

12 「お金がない」は単なる逃げ口上

お金のあるなしは、その人が自費治療を申し込むかどうかには関係ないことがわかりました。

では、どんな人が申し込むのでしょうか。

それは「思いっきり欲しくなった人」です。

そこそこの欲しがりようではまだダメです。

心の底から欲しくなって、居ても立ってもいられなくなって、ついにはどうしようもなくなって申し込む——これが、思いっきり欲しくなったということです。

思いっきり欲しくなった人は、経済的に苦しかった場合でも、なんとかしてお金を工面します。

貯金を崩すかもしれないし、ローンを組むかもしれないし、親を頼るかもしれません。

方法はどうであれ、ちゃんとお金を準備するのです。

ですから、こう考えてみてください。

「お金の工面をしたくなるほど、自分は患者様を欲しがらせることができているのだろうか？」と。

私には、こんな経験があります。

幼児英語教材の営業をしていたとき、あるお客様にプレゼンをしました。

その方は、専業主婦で、生まれたばかりのお子さんがいらっしゃいました。

私が商品をご提案すると、彼女はこういいました。

「あなたの話を聞いて、私はどうしても買いたいと思いました。だけど、やっぱり主人と相談してみないと……」

話を聞いたご主人は、こういったそうです。

「何をいっているんだ。うちは今、家を買うために貯金をしているところだろう。そんな英語教材のために、お金を出せるわけがないじゃないか」

でも、この女性はこう思いました。

「私は、お金がないという理由で、子どものために思うような教育も受けさせてやれないダメな母親でありたくない」

そして、「なんとかして、お金をつくろう」と決意したのです。

彼女は仕事を探し始めました。０歳児を抱えて、できる仕事は限られています。

〔図表11〕　人の心を動かす営業術【営業の正しい考え方】

営業の正しい考え方

じゃあ、誰が申し込むのか？

思いっきり
欲しくなった人が買う！

欲しがりようが足りないとき
人は
「お金がない」
「家族が反対している」
と逃げ口上をいい、申し込まない！

ようやく見つけた仕事、それはなんと、新聞配達でした。

それを聞いて、私はびっくりしました。

「ええっ、新聞配達ですか?! 朝4時頃に起きるんですよね？」

すると、その方は笑って答えました。

「いいえ、2時です。夜8時に寝て、2時に起きるんですよ」

そして、本当に新聞配達をしたのです。

すると1ヵ月が経った頃、とうとうご主人がこういいました。

「お願いだから、もう新聞配達はやめてくれ。そんなに欲しいのなら、貯金をおろして買ってやるから！」

こうして、ご主人も納得の上で、私はお申し込みをいただくことができたのです。

本当に欲しくなったら、人はそこまでするものなのです。


「お金がない」とか「家族が反対している」というのは、単なる逃げ口上にすぎません。

そういう人は、まだまだ欲しがりようが足りないということなのです。

心の底から思いっきり欲しくなった人は、あらゆる手段を使ってお金を用意するのだということを覚えておいてください。

13 こんな考えは、自費率とは無関係！

間違った考え方というのは、まだまだあります。

先生は、自費治療を増やすために、こんな手段を考えたことはありませんか？


外装を新しくすれば……

スタッフを増やせば……

良い材料を仕入れれば……


しかし、これらはすべて、間違った考え方です。

確かに、業者さんはいうでしょう。

「良い材料を仕入れれば、自費率もアップしますよ」

でも、本当にそうですか？

「これ、すごく良いインプラントの材料ね！　だったら私、申し込むわ」

……こんな患者様、いませんよね。

〔図表12〕　自費率アップとは関係のない、間違った考え方

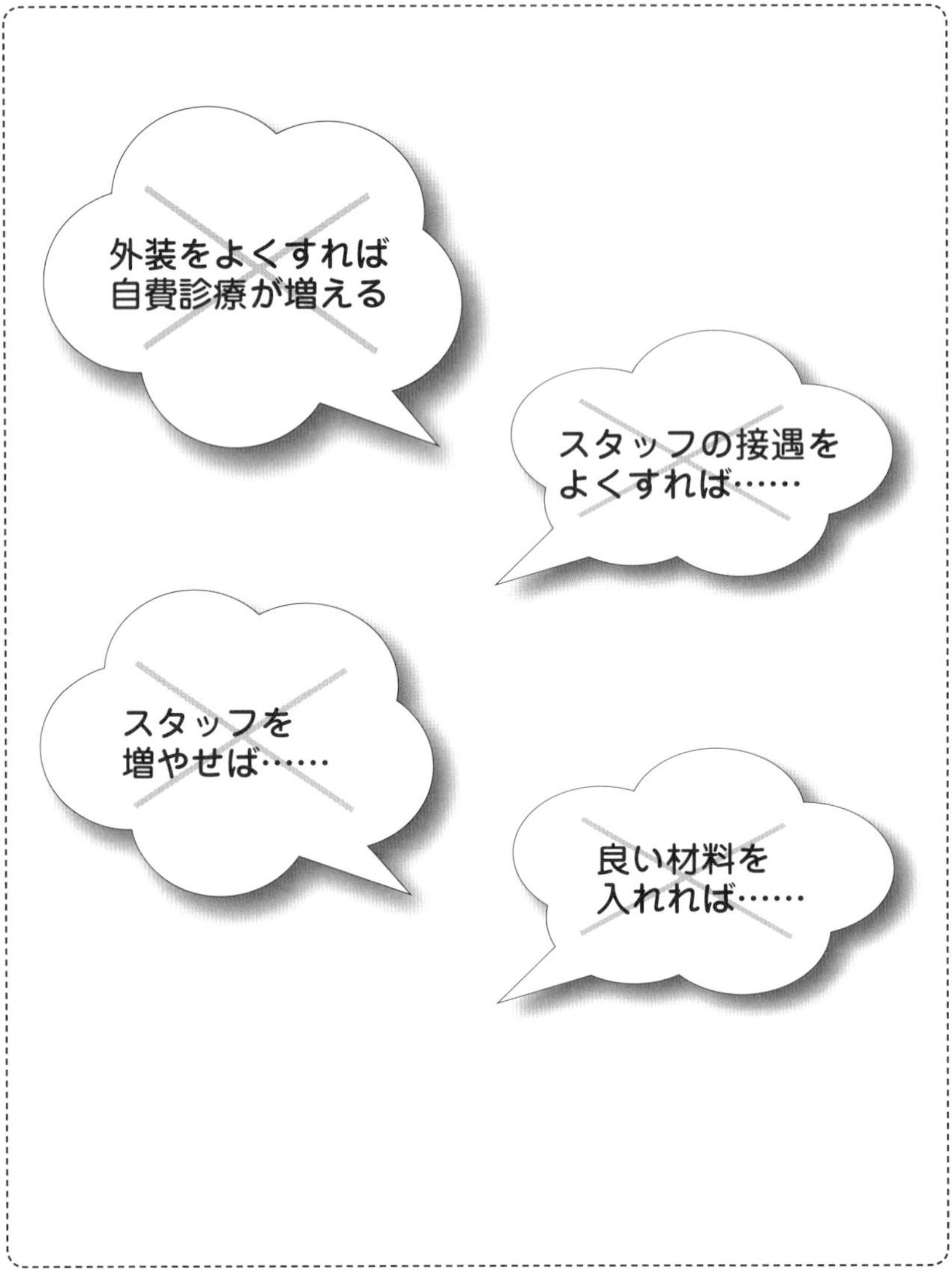
外装をよくすれば
自費診療が増える
スタッフの接遇を
よくすれば……
スタッフを
増やせば……
良い材料を
入れれば……

実際に、自費率アップを目的に、外装をリフォームした先生にも、お話を聞いたことがありますが、皆さんそろって「結局、自費率は上がらなかった」とおっしゃっていました。

これは、当然といえば当然のことです。

たくさん業者さんが出入りして、いろいろなことをいわれると、つい「そうなのかな」と思ってしまうのでしょう。

でも、それは自費率とは何の関係もありません。

単なるお金のムダづかいです。

先生が目指すべきこと、それは最善の治療技術について、きちんと患者様にお伝えし、患者様に夢を与え、実際にその治療を施し、その患者様に素晴らしい人生をプレゼントすることです。

そのための「カウンセリングなのだ」ということを、もう一度、心に刻んでおいてください。

自費率を高める極意：その12

最善の治療技術をしっかり説明し、患者様に夢をプレゼントする

第3章

「治療説明」では　こう話す！

1 「たくさん、いろいろなことを」は間違い！

カウンセリングは「情報収集」からスタートします。この部分は歯科医の先生ではなく、スタッフの方かコーディネーターの方が担当することになるかもしれません。

いずれにせよ、最初のステップである情報収集をおろそかにすると、最終的にお申し込みをいただくことはできません。

ここで、しっかりと患者様から情報を聞き出すからこそ、その後の価格説明やクロージングで影響力のある話し方をすることができるのです。


さて、先生はカウンセリングで情報収集をするとき、こんなことを考えてはいませんか？

「できるだけたくさん、いろいろな情報を収集しよう」

実はこれが、間違った考え方です。

できるだけ多くの情報を、しかも幅広く収集しようと思うと、だんだんと話の軸がブレてきて、何が本当に重要なことなのかがわからなくなってきます。そして、どうでもいいことばかり情報収集して、肝心なことを聞けずに終わってしまうのです。

私が情報収集をするとき、着目するポイントはたったの2つです。これを聞き出すことができれば、情報収集は成功なのです。

①相手が求めているもの　＝　夢
②相手が解決したい問題点　＝　悩み

人は、悩みがあるから歯科医院に行きます。

今の状態がイヤだから、なんとかしたくて歯科医院へ足を運ぶのです。

その悩みによって妨げられているもの、それが夢です。

「こんなふうになりたい」という未来像とも言い換えられます。

「悩み」があるから、「夢」を実現できない。夢と悩みはリンクしているのです。

私が営業でプレゼンテーションをするとき、最初に15分をかけて、必ず夢と悩みを聞き出します。それを聞き出せない限り、次の商品説明には絶対に移りません。

自費率を高める極意：その13
最初の15分で患者様の夢と悩みの2つを聞き出す

2 悔しかった体験を語らせる

では、どうやって患者様の「悩み」と「夢」という、肝心要の2つを聞き出すのでしょうか。

難しくはありません。相手に率直に聞いてみればいいのです。

私が扱っていた英語教材の場合を例にとってみましょう。

まずは「悩み」からです。

最初に、こんなふうに問いかけます。

「もっと英語が話せたらなあ、と思ったことはありますか?」

すると相手は「そりゃ、ありますよ」と答えます。

少しでも英語教材に関心を持っているわけですから、当然の答えです。

そこで私は、こんな質問を続けます。

「それって、どんなときですか?」

すると相手は、さまざまな過去の記憶を語り出すのです。

「海外へ旅行したとき、英語が話せなくて困ってしまった」

「英語が苦手で、学校の授業についていけなかった」

「外国の人を好きになったのに、英語がうまく話せなかったために、その恋愛が成就しなかった」


こうしたエピソードが、どのお客様の口からも飛び出してきたのです。

そして皆さん、話しながらとても悔しがっていました。


ここで私は、相手から「悩み」を聞き出したことになります。

英語ができなかったことで、どんなつらいことや困ったことが起きたかを、相手から引き出したわけです。

しかも、その悔しい気持ちは、語っているうちにどんどん強まっていくようでした。

人間は、過去のつらい経験やイヤな思いをした経験から、「自分はこうなりたい」という未来像を導き出す生き物です。

つまり、悔しかった体験を語らせることで、その人に「なんとかしたい」「この現状を変えたい」という気持ちを強くさせることができるのです。


そこで、次は「夢」を聞き出します。

今度も率直に質問しましょう。

「もし英語が話せたら、どんなことをやってみたいと思われますか?」

ここでもいろいろな答えが返ってきます。

「ヨーロッパ旅行をしてみたい」

「アメリカの大学に留学したい」

「外資系の企業に転職したい」

ほら、簡単に聞き出すことができましたね。

ここまで、15分あれば十分です。

2つのポイントに的を絞れば、これだけの時間で、必要な情報を聞き出すことができるのです。

これを歯科のカウンセリングに置き換えると、〔図表13〕のようになります。この流れで、「悩み」と「夢」を相手にしっかりと語らせてください。

自費率を高める極意:その14
患者様の悔しかった体験を聞き出すことで夢に導く

〔図表13〕　悩みと夢を聞き出す話し方の例

「もっと歯に自信がもてたらなあ、と思ったことはありませんか？」

「もっと歯並びがよかったらなあ、と思ったことはありませんか？」

↓

（患者様が「ありますよ」と答える）

↓

「それは、どんなときですか？」

↓

（患者様が「過去の悔しかった体験＝悩み」を語る）

↓

「もし、歯がきれいになったら、どんなことをやってみたいと思われますか？」

↓

（患者様が「夢」を語る）

3 悩みと夢が、お金を払う原点

なぜカウンセリングで、悩みと夢を聞き出さなくてはいけないかおわかりでしょうか？

それは、この2つが、人がお金を払って何かを申し込もうとする原点だからです。

何か悩みがあって、それを解決したいから、お金を出して治療を申し込みます。

「こうなりたい」という夢があるから、それを実現するために、お金を出して治療を申し込みます。悩みと夢が、人にお金を出させるのです。

はっきりいって、人が物を買う理由は、この2つ以外にはありません。

現代は、物にあふれています。この世の中は、なくても死なないものばかりです。ブランドもののバッグを持っていなくても、死ぬわけではありません。

今の時代、必要性が購買の動機になることは少ないということです。

歯科の自費治療も同じです。インプラントを入れなくても、死ぬことはありませんから。

時々、患者様の中にも、こんなことをいう人がいるでしょう。

「よく考えて、本当に必要だと思ったら、申し込むことにしますね」

こういう方が実際に申し込むことは、ほとんどないと思います。

なぜなら、必要性を考えに考え抜くと、答えは「NO」になってしまうからです。

人がお金を出して物を買う理由は、困っている悩みの解決になるか、夢の実現につながるかです。だからこそ、情報収集では、この2つを聞き出すことが必要なのです。


この悩みと夢のことを、営業の世界では「ニード」とか「ホットボタン」といいます。

「お客様のニードを把握してから、商品説明をするように」などと指導されるのですが、正直なところ、私はニードという言葉の意味が、いまいちピンときませんでした。

ホットボタンは「そこを押すと熱くなる」という意味から、「お客様の欲しい気持ちを高めるためのポイント」を指すとされていますが、これもわかるようでわからない言葉です。

私は、長年の営業経験の中で、多くのお客様から情報収集をするうちにわかりました。

「ニードもホットボタンも、その正体は〝悩みと夢〟だったんだ！」

この2つさえ押さえれば、お客様の買いたい気持ちを熱くできます。これ以外の情報をいくら把握しても、お客様を買いたい気持ちにさせることはできないのです。

自費率を高める極意：その15
お客様のニードもホットボタンも〝悩みと夢〟なのだ

4 情報収集は最初の15分が勝負！

「最初の15分で聞き出す」という点も、非常に重要です。後になってからでは、意味がありません。

理由は3つあります。

理由その1：最初に聞き出しておくと、治療説明のときに、悩みと夢に向かって話すことができる。

情報収集が終わったら、次は治療説明に移ります。

そこで「先ほどこんな悩みをおっしゃっていましたが、この治療によって解決できますよ」と、悩みと夢に向かって治療説明ができれば、患者様はまるで砂漠が水を吸い込むかのごとく、真剣にこちらの話を聞いてくれます。

理由その2：お金の話をしたら最後、人は二度と本音を語らなくなる。

価格説明をした後に、何かを聞き出そうとしても、「こんな答えを返したら、また高価なものをすすめられるんじゃないか」と警戒して、相手は二度と本音を語ろうとはしなくなります。
人の本音を聞き出すなら、必ず「お金の話の前」でないとダメなのです。

理由その３：クロージングの最後に迷ったとき、相手に悩みと夢を思い起こしてもらい、心を決める判断基準にしていただくため。

カウンセリングの最後の最後になっても、まだ迷っている人もいます。
そんな相手には「原点に帰って考えてみてください」というのが、一番効果的です。
原点とは何か？
そう、悩みと夢です。

「あなたは、口元に自信が持てなくて、つい消極的になってしまうことに悩んでいるとおっしゃっていましたね」
「先ほど、歯が良くなったら、旅行をして、美味しいものを好きなだけ食べたいとおっしゃっていましたね」
こういって悩みと夢を思い起こしてもらい、治療を申し込むか、申し込まないかの判断材料にしてもらうのです。

「そうだ、私は歯並びをきれいにしたくて、先生の話を聞きにきたんだ」

「好きな食べ物を我慢するのはもうイヤだから、この歯科医院へきたんだ」

こうして悩みと夢を思い起こすことができたら、「やっぱり、治療を申し込もう」という気持ちになりやすいのです。

最初の情報収集の段階で、悩みと夢を聞き出しておかなかったら、原点に帰ることはできません。

迷っている患者様を、決断へと導くこともできないのです。

ですから、カウンセリングの最初の15分は、悩みと夢の情報収集に徹すること。これが基本です。

自費率を高める極意：その16

クロージングで迷っていたら、原点——「悩み」と「夢」を思い出させる

5 商品説明の目的は「欲しがらせること」

情報収集が終わったら、次は「商品説明」です。

歯科のカウンセリングでは「治療説明」ということになります。


ところで、商品説明の目的とは何でしょうか？

「商品の良さを伝えることでしょう？」

そんなふうに答える人は多いかもしれませんね。

でも、それは違います。

商品説明の目的は、まさに

商品説明の目的　＝　欲しがらせること

これに尽きます。

なぜかというと、ここで欲しがらせておかないと、この後に欲しがらせる機会はやってこないからです。

カウンセリングの構成を思い出してください。

商品説明（治療説明）の後にくるのは、価格説明です。

第2章でもお話ししましたね。価格説明をすると、患者様の欲しがる気持ちは一気に急降下するということを。

ですから、治療説明で患者様を思いっきり欲しがらせないと、後がないのです。

もちろん、商品の良さ、その治療の良さを伝えることは大切です。

ただし、それに加えて、「商品説明の目的は、欲しがらせること」「カウンセリングの目的は、その気にさせること」という意識を、常に持っていていただきたいのです。

これを理解しているのと理解していないのでは、話す内容もまったく違ってきてしまいます。

自費率を高める極意：その17
治療説明で患者様をその気にさせる、思いっきり欲しがらせる

6 売れない営業が語る「2つのS」

では、具体的にどのような違いが出てくるのでしょうか。

私はたくさんの部下を指導する中で、売れる営業と売れない営業では、話し方に明らかな違いがあることに気がつきました。

売れない営業が語るのは、次の「2つのS」です。

S ＝ 世間話ばかり

S ＝ 商品説明だけ

結果が出せない営業は、みんな世間話が大好きです。

ひと昔前の営業の世界では「まずは世間話で打ち解けてから本題に入れ」といわれていました。でも、それは20年も前の話です。

今は、情報があって、時間がない時代です。

皆さんが忙しくて、時間に追われているのに、ダラダラと世間話をしていたら、「ところで、今日は何の話ですか？　早く用件をいってくださいよ」といわれてしまいます。

多少の世間話はかまいません。それが必要な場面もあるでしょう。

でも、世間話で信頼関係は築けません。

なぜなら世間話は、その場にいる人が主役ではないからです。

世間話は、広く世間一般が主役であって、患者様が主役でもないし、先生が主役でもありません。

「最近、暖かくなりましたね！」

これは世間話です。

これを聞いて、「吉野さんって、いい人だな」と思いますか？

「内閣の支持率が下がりましたねえ」

これも世間話です。

これを聞いて、「吉野さんって、信頼できるなあ」と思いますか？

……思いませんよね。

世間話をしていると、表面的な人間関係はできますが、〝信頼関係〟を築くことはできません。

時間もムダになります。

話があらぬ方向へいってしまうと、本題に戻ってくるのもひと苦労です。世間話は、百害あって一利なしだと思ってください。

といって、商品説明だけ、というのも問題です。

ここでいう商品説明とは、機能やスペックに重点をおいた説明ということです。しかも、それを難しい専門用語ばかりを使って話そうとします。

歯科医の先生でも、時々お見かけします。

「このインプラントは、チタンの表面に酸化処理をしていて……」

「この治療では、アバットメントをフィクスチャーに連結して……」

先生としては、丁寧に治療の説明をしているつもりでも、ふと患者様を見ると、退屈そうにしていたり、眉間にシワを寄せたりしていたことはありませんか？

つまり、専門用語を使って、一生懸命話しても、相手には何も伝わっていないということです。

自費率を高める極意：その18
世間話では患者様をその気にさせられない

7 売れる営業が語る「2つのM」

では、売れる営業は何を語っているのでしょうか？
それは、次の2つの「M」です。

M　＝　メリット
M　＝　未来像

メリットとは、「この治療をしたら、どんないいことがあるか」ということです。どんな効用があるか、ということですね。

【メリットの話し方例】
「インプラントには、実はアンチエイジング効果もあるんですよ。人間は噛むことによって、あごや頬の筋肉が発達します。そして、きりっと引き締まった輪郭が保てるわけですね。ですから、いつまでも精悍で若々しくいられるんですよ」

「歯並びをきれいにすると、自分に自信が持てるようになります。口元を見せたくないから、人とうまく話すことができなかったり、口を開けて笑うことができないという人は、けっこう多いんですね。

そのために、消極的に見られたり、就きたい仕事に就けない人もいます。でも、歯を見せて堂々と人前で話したり、笑顔を作ることができれば、他人から見た印象も全然違いますよね。この治療には、他人からの評価を上げるという効果もあるんですよ」

未来像については、すでに第2章でもお話しました。

「相手をもっと欲しがらせるためには、素晴らしい未来像を語るとよい」という説明をしたと思います。

では、「治療をしたら、こんないいことがある」ということを、どうやって伝えればよいのでしょうか。

これには、簡単かつ効果的な方法があります。

「第三者話法」を使うのです。

つまり、先生と患者様以外の第三者を主語にして話すということです。

ここでは、「実際に治療を受けた方が、こんなことをいっていた」という話をすればよいでしょう。

【未来像の話し方例】

「3ヵ月前にインプラントを入れた方が、こんなことをおっしゃっていましたよ。その方はお友達と旅行をするのが趣味なんですね。

以前は、宿泊先で入れ歯をはずすと、口元がしぼんで人相が変わってしまうので、それをお友達に見られるのがとても恥ずかしかったそうです。

でもインプラントにしてからは、人相が変わることもないですから、心置きなく旅行を楽しめるようになったと話していました」

「私が担当した患者さんで、セラミックにしたら、新しい仕事が見つかったという方がいるんですよ。

その方は、子どもの頃から前歯の色の悪いことがコンプレックスで、人とうまく話すことができなかったり、人前で笑うことが苦手だったそうです。仕事の面接も、落ち続けていたとおっしゃっていました。

でも治療後は、人前でも堂々と話せるようになって、面接でもしっかりと相手の目を見て受け答えができるようになったそうです。そして、夢だった接客の仕事に就くことができたんですって」

第三者話法を使うと、患者様が未来像を具体的に思い描けるようになります。

その治療をすれば、どんな素晴らしい未来が開けているのかを、頭の中で絵を描くようにイメージすることができるのです。

メリットと未来像をたっぷりお話しすると、患者様はこの「2つのM」を手に入れたくなり、その手段として治療を受けたくなるということです。

つまり、相手を「欲しがらせること」ができるのです！

もう一度、思い出してくださいね。

商品説明の目的は「欲しがらせること」です。

これができなければ、商品説明をする意味はないといってもいいくらいです。

「2つのS」と「2つのM」の法則は、歯科治療のカウンセリングにも、そのまま当てはめることができます。

Sは捨てて、Mをたっぷりと話すこと。これを心がけるようにしてください。

自費率を高める極意：その19

メリットと未来像、2つのMを第三者話法で語る

第4章

「断り文句」を乗り越えて申し込みに導く

1 クロージングが本当の勝負どころ

商品説明（治療説明）で患者様を欲しがらせることに成功しても、まだ安心してはいけません。

というより、むしろここからが本番です。

すでにお話したとおり、カウンセリングで消費するエネルギーは「価格説明までが3割、その後が7割」です。

治療説明で高まった気持ちは、価格説明でドーンと落ち込みます。

ここから再び、患者様の気持ちを高め、お申し込みへと導くことができるかどうかが問題です。

価格説明の後のクロージングが、本当の勝負どころなのです。

クロージングの目的は「欲しがっているお客様に、確実に申し込むことを選択させ、行動に駆り立てること」です。

クロージングで、何をどのように話せば、お申し込みがいただけるのか。これは、営業の世界における究極のテーマでした。

〔図表14〕　クロージングの重要性

なぜクロージングが重要なのか？

売れないスタッフは
患者様にこういわれて
話をやめます。

「とてもよい商品だということは、よくわかりました。それでは、少し考えさせてください」

でも私は、20年間の経験を経て、はっきりと答えが見えました。

この章では、それをお伝えしていきましょう。


第2章でもお話しましたが、価格説明で欲しがる気持ちがどん底まで急降下したとき、患者様から必ず出てくる言葉があります。

それが次の3つです。

「少し考えたい」

「検討したいので、時間がほしい」

「家族に相談したい」


先生も、耳にタコができるくらい聞き慣れているかもしれませんね。

ただし、何度もいいますが、絶対にここで話をやめてはいけません。

この後に続く話し方を用意しておかなくてはいけないのです。

自費率を高める極意：その20

クロージングは欲しがっている患者様を行動に駆り立てること

2 「考えておいてくださいね」は禁句！

では、患者様の口から「少し考えたい」などの言葉が出てきたら、どう返せばいいのでしょうか。

〈ダメな例〉

「そうですか。それでは少し考えておいてくださいね。決まったら、またお電話ください」

こんなことをいったら最後、患者様の気持ちは迷宮に入り込んで、二度と浮上してくることはありません。

「考えておいてくださいね」は絶対に禁句です。

〈正しい例〉

「もちろんです！　大切なことですから、しっかり検討してくださいね。では、検討しやすいように、私のほうから、もう少し情報提供させていただきますね！」

まずは、患者様の言葉を否定せず、「もちろんです！　しっかり検討してくださいね」

と返してください。

これをいうと、相手は少し安心します。そして、こちらの話を聞く姿勢になります。

「先生は、私の話にちゃんと聞く耳を持ってくれているんだわ」と思うのです。

このせりふをいった上で、こう続けてください。

「では、検討しやすいように、私のほうから、もう少し情報提供させていただきますね！」

このひと言、とっても大事です。

これをいえて初めて、そこからクロージングが始まるのです。

患者様から
「考えたい」

「検討したい」

「相談したい」

が出たら、即座にこう返せるよう、この話し方をマスターしてください。

自費率を高める極意：その21

「少し考えたい」といわれたら、必ず情報提供で切り返す

3 「クロージング＝情報提供」と考えよう

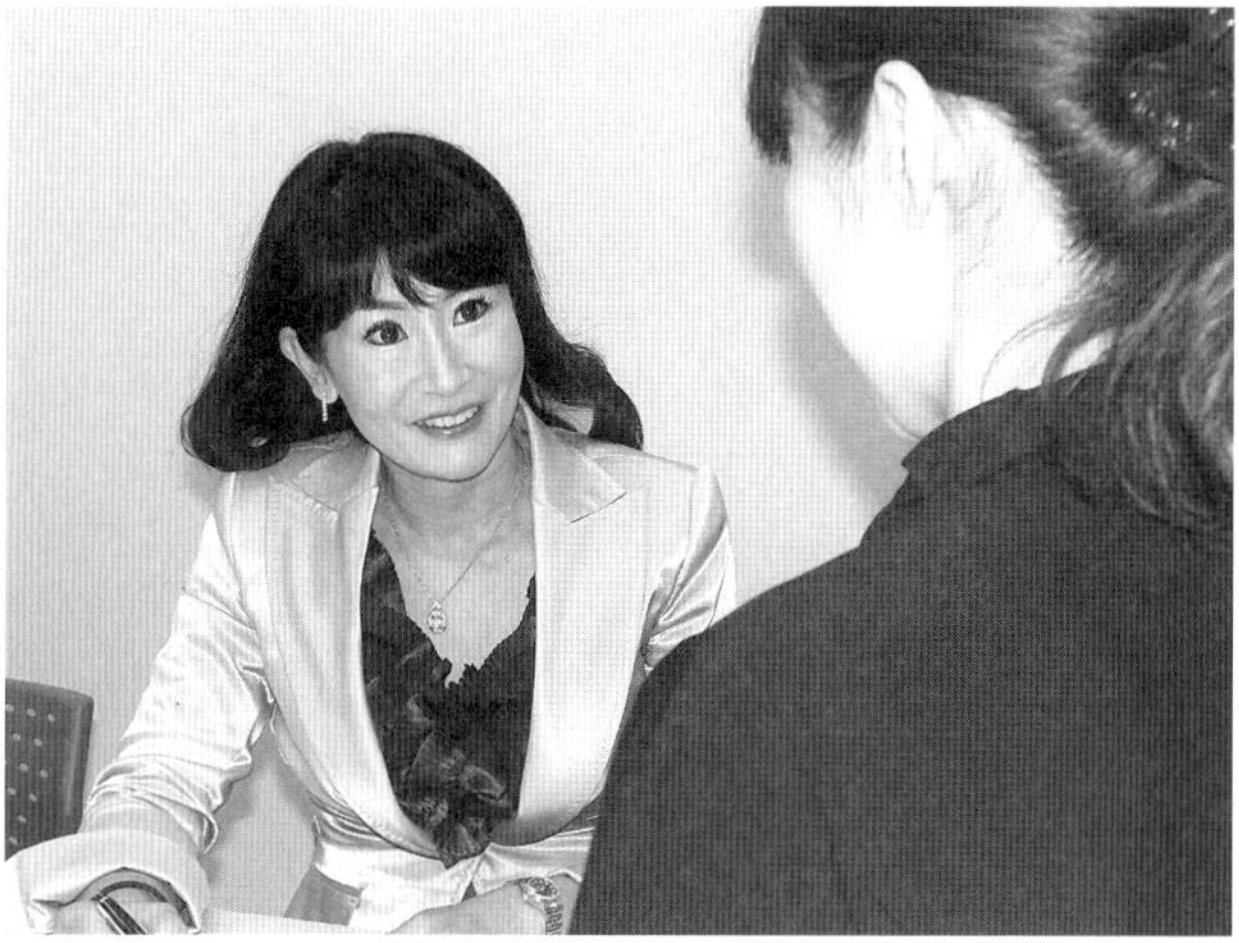
カウンセリング中の著者

クロージングでの話し方の最大のポイントは「情報提供させていただく」という点にあります。

そもそも、クロージングとは何をすることでしょうか？

「すすめること」
「粘ること」
「押すこと」

でしょうか。

私は、そうではないと思います。患者様の立場になって考えてみてください。

すすめられたら気持ちが引いてしまうし、粘られたらむかつきますし、押されたらイヤな気持ちになります。

先生も、営業を受ける側になることがあるでしょう。その時、同じような経験をしたことがありませんか？

私は、すすめるのも、粘るのも、押すのも大嫌いです。

ですから、私はこうしたクロージングを一切やりませんでした。

私が考えるクロージングとは、次のことです。

クロージング　＝　お客様をより良いご決断にお導きするための情報提供

患者様が決断できないのは、なぜでしょうか？

それは、決断するだけの十分な情報がないからです。

逆にいえば、決断するだけの十分な情報さえあれば、その場でお申し込みをいただけるということです。

ここで先生がやるべきことは「十分な情報提供」なのです。

クロージングというと、キツそうとか、苦手だという意識を持っている先生も多いと思います。「相手にイエスといわせるために、もっとすすめたり、粘ったりしなくちゃ」というプレッシャーを感じたり、「素っ気なく断られたらイヤだなあ」という思いがあるのでしょう。

でも、「クロージングは情報提供なのだ」と考えてみれば、もっと前向きな気持ちで話をすることができるのではありませんか？

よく考えてください。先生は、患者様よりも知識があるんです。それなのに情報提供しないのは、おかしなことだと思いませんか？

正しい知識を持つプロとして、徹底的に情報提供する。それは「悪」ではなく、「善」なのです。

ぜひ自信を持って、クロージングをしていただきたいと思います。

自費率を高める極意：その22
患者様が決断できるだけの十分な情報提供をする

4 疑問・不安・迷いを生む5つのポイント

「考えたい」「検討したい」「相談したい」という言葉が出たとき、患者様の頭の中はどうなっているのでしょうか。

そこにあるのは、疑問・不安・迷いです。

これらがグルグルと渦巻いている状態なのです。

この時点で「じゃあ、お願いします」という人はいません。

人間は、疑問・不安・迷いがあると、絶対に申し込みません。たとえ1ミリ程度のごくわずかな疑問であっても、ダメなのです。

ですから一点のくもりもなく、患者様の疑問・不安・迷いを徹底的にぬぐい去るような情報提供をすること。これがクロージングなのです。

「それほど完璧に、相手の不安や迷いを取り除くことなんてできるのだろうか？」

ちょっと不安に思う先生もいるかもしれませんね。

でも、大丈夫です！

〔図表15〕　吉野式　お客様の５大ネガとは……

吉野式　お客様の５大ネガ

①時　期

②金　額

③効　果

④優位性

⑤継続性

「検討させてください」で、

話を終えてはダメ！

患者様の頭の中は……

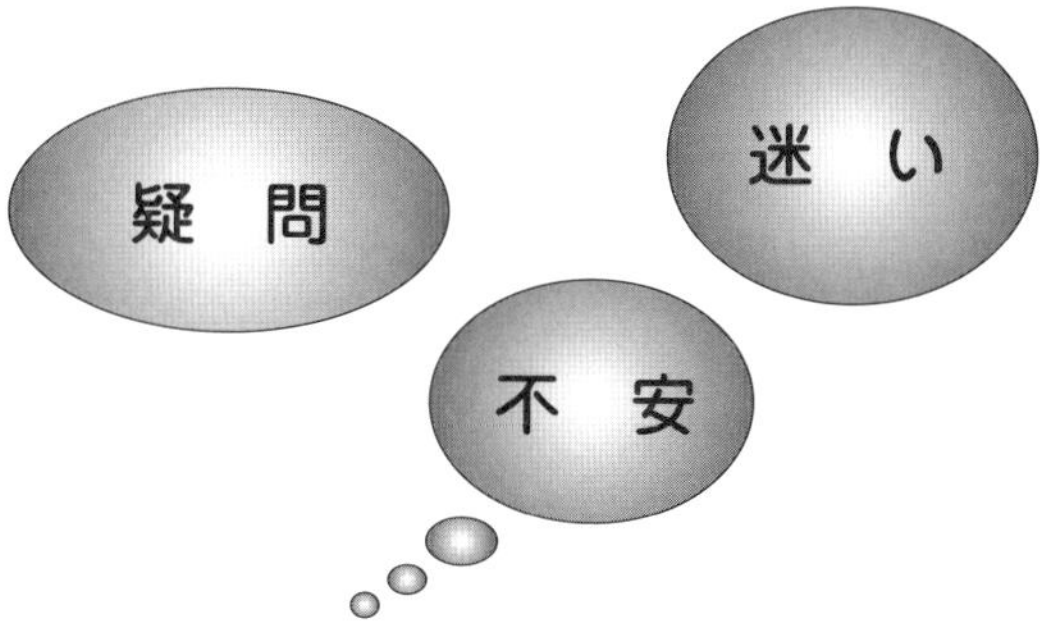

人間が抱く疑問・不安・迷いは、けっして無限ではありません。

ある程度、内容は限られているのです。

ですから、そのパターンをきちんと把握して、答えを準備しておけばよいのです。

私はこれまでの営業経験をもとに、人間がどのような理由で疑問・不安・迷いを感じるのかを研究してきました。

そして、はっきりとその答えが見えたのです。

人間が疑問・不安・迷いを抱くのは、次の5つのポイントです。

①時　期
②金　額
③効　果
④優位性
⑤継続性

私はこれを「吉野式・お客様の5大ネガ」と名づけました〔図表15〕。

物を買ったり、何かを申し込んだりするとき、人は必ずこのポイントでネガティブなことを考えます。

というよりも、人生のすべての場面において、人間は、ここで迷うといってもいいくらいです。

たとえば、結婚を決断するときも、人はこの5つのポイントで迷います。

①時　期　↓　本当に、今結婚するのがいいのかな？
②金　額　↓　この人、ちゃんと稼いでくるのかな？
③効　果　↓　この優しさは本物かな？
④優位性　↓　他にもっといい人がいるんじゃないかな？
⑤継続性　↓　5年後、10年後になっても、この人は大丈夫かな？

どうですか？　見事に当てはまりますよね。

歯科治療を申し込むときも例外ではありません。まったく同じところで迷ってしまうのです。

ですから、この「5大ネガ」を封じるための話し方を、きちんと用意しておかないと、クロージングはうまくいきません。

自費率を高める極意：その23

「5大ネガ」を封じる話し方をマスターする

5 「5大ネガ」はこうやって封じる：①時期

それでは、この「5大ネガ」をどうやって封じるのか、そのポイントをひとつずつお伝えしていきましょう。

まず①の「時期」です。

はっきりいいましょう。5つのネガの中で、一番やっかいなのがこれです。

決断を迫られたとき、人はこう考えます。

「まだいいんじゃない？」

「別に今じゃなくても……、そのうちに」

つまり、時間を引き延ばそうとするわけです。

こうした迷いが出てくるのは、ある意味、当然のことです。来年でも再来年でもいいものを、今すぐやる人はいません。

ですから、ここで相手に伝えるべきなのは、この情報です。

「スタートするなら、今が一番良い！」

〔図表16〕　お客様の５大ネガ：①時期

①時　期

「まだいいんじゃないか？」

「別に今でなくても……そのうち」

↓

「スタートするなら、今が一番良い！」

「なぜ今なのか？」を第三者話法を使って説明

つまり「なぜ、今なのか」というテーマで情報提供をすることが大切なのです。

これを伝えるのは、実はそれほど難しくありません。

「第三者話法」を使えばいいのです。

絶対にやってはいけないのが、目の前の患者様を主語にして、未来について語ってしまうことです。

「今やらないと、あなたがこんなことになる」という言い方はNGだということです。

これは相手に失礼にあたります。そして、患者様を不愉快な気分にさせます。


〈ダメな例〉


「今、インプラントを入れないと、3年後には、あなたは他の歯もなくすことになってしまいますよ」

なんだか脅されているような、イヤな気持ちになりますよね。

ここでは、第三者を主語にするのが正しい話し方です。つまり、この場合なら「決断を先延ばしにしたために、ひどい目にあった人の話」をすればいいのです。


【時期ネガを封じる話し方例】

「先日、こんな方がいらっしゃいました。Aさんというんですけどね。私がインプラントをご提案したとき、Aさんは〝少し考えさせてください〟とおっしゃったんです。そのまま、あっという間に2年が経ってしまったんですよ。

2年経ってから〝いよいよ入れ歯がぐらついて、ものが噛めなくなってしまった〟といって、私のところへインプラントを申し込みにこられたんです。

でも残念なことに、2年前と比べて、土台となる骨がかなりやせてしまっていて、そのため、インプラントを入れる前に、骨を増やす手術をしなくてはいけなかったんです。また、入れ歯のバネがかかっていた歯がグラグラして失うことになってしまい、インプラントの本数も増えました。けっこう大掛かりな手術だったので、体に負担もかかりますし、当然、2年前にご提案したときよりも費用はかなり高くなってしまいました。

Aさんはこうおっしゃっていましたよ。

〝先生、あのときはお金がかかると思ったけれど、かえってお金も時間もムダにしてしまった。最初からベストな治療をしておけば、お金と時間の節約になったのに〟って。

○○さん、あなたにはそんなふうになってほしくないんです」

このように、第三者を主語にして話せば、目の前にいる相手が気分を害することはありません。そして、すぐに決断をしない人たちがどうなったかを客観的に伝えることで、患者様を「やっぱり、今すぐ始めなくては！」という気持ちにさせることができるのです。

6 「5大ネガ」はこうやって封じる：②金額

②の「金額」についての対応をお話しましょう。

患者様の頭にあるのは、こんな考えです。

「これほどのお金を出して、やるほどのものなの？」

このネガを封じるには、このテーマで情報提供しなくてはいけません。

「これほどの効果を出すためには、どんな方法をとっても、これだけのお金はかかる！」

患者様が、インプラントなどの自費治療ではなく、保険治療を選択したとします。

この場合、1年あるいは2年といった、寿命のある治療になりますよね。つまり、治療の効果が切れるときがきたら、また繰り返し、治療を重ねていかなくてはいけないということです。

でも、保険治療だってタダではありません。何度も繰り返せば、それなりにお金はかかります。

〔図表17〕　お客様の５大ネガ：②金額

②金　額

「高い‼」
「これほどのお金を出して、やるほどのものだろうか……」

↓

「これほどの効果を出すためには、どんな方法をとってもこれだけのお金はかかる！」

しかも、保険治療では、現在の状態をずっと維持するのは難しいでしょう。歯の状態も、どんどん悪くなっていきます。

その現実を、患者様に話してあげればいいのです。

【金額ネガを封じる話し方例】

「確かに、インプラントはけっして安くはありません。

でも、○○さんは、これまでの入れ歯にけっこうなお金を使ってこられましたよね。前回までに、入れ歯を作り直すのに、30万円かけていらっしゃいます。

入れ歯は時間が経つと、どうしても合わなくなりますから、これからも繰り返し作り直すことになる可能性があるんです。

確かにインプラントの金額は高いかもしれませんが、ここで一度最善の治療をしておけば、定期的に入れ歯にお金が出ていくよりも、トータルで考えれば、ずっとお金の節約になると思いますよ。

しかも、インプラントにすれば、入れ歯のわずらわしさもなくなり、好きなものを食べて、会いたい人に会って、お孫さんと旅行やレジャーも楽しめるようになります。

人生におけるイベントを、心おきなく楽しむことができるんです。

それを考えたら、この金額はかえって安いくらいじゃないでしょうか？」

7 「5大ネガ」はこうやって封じる：③効果

③の「効果」について考えてみましょう。

患者様はこう思っています。

「本当にそんな効果があるの？」

でも、これについてお話しするのは、そんなに難しくありませんよね。情報提供をすればいいのです。

ここでの情報提供のテーマはこうなります。

「効果があることを、患者様の声を活用して、明確に伝える！」

またもや、第三者話法を駆使してください。

今度は、実際に治療をした患者様の喜びの声を伝えればいいのです。

口頭で伝えるだけでなく、ぜひビジュアルも活用してください。

患者様からいただいた感謝の手紙を見せるのも、ひとつの手段です。できれば自筆の手紙のほうが、より効果的でしょう。

自筆の手紙よりも、さらに強いのが写真です。写メールでもかまいません。歯を治した患者様が、笑顔で映っているようなものがいいですね。これは、最強の武器になります。

私も営業をするときは、ご購入いただいたお客様の写真と自筆の手紙をファイルに入れて、いつでも見せられるように持ち歩いていました。

これは、どんなトークよりも効きます。

先生もぜひ、同じようなツールを用意して、それを見せながら患者様に話してみてください。

〔図表18〕　お客様の5大ネガ：③効果

③効　果

「本当にそんな効果があるの？」

↓

効果があることを
患者様の声を活用し
明確に伝える！

8 「5大ネガ」はこうやって封じる：④優位性

患者様の頭の中に渦巻くことは、まだまだあります。それが④の「優位性」です。

「他にもっと良い方法があるのでは？」
「他の医院でもいいのでは？」

つまり、「他の治療法や他の歯科医院と比べて、本当にここがベストなの？」と考えているわけです。

先生は、ご自分が何を売っているのだとお考えですか？

きっと、いろいろな考えがあるでしょう。

「インプラントや入れ歯です」
「技術です」
「信用です」

でも、私は「歯科医は、自分自身を売っているのだ」と考えます。

歯科治療はいわば、先生というシステムの上に、技術が乗っかっているようなものです。

先生という人間を通してしか、患者様は技術を想像することができないのです。

「ほら、これが私の技術ですよ」と、目の前で見せるわけにはいかないのです。

もちろん、資料や写真で過去の実績を示すことはできますが、実際に治療を受けたことがない患者様にとって、それだけで技術が高いかどうかは判断できません。


では、患者様は、どこで技術のレベルを判断するのでしょうか。

それは、先生を見て判断するのです。

先生を見て、先生とお話することで、先生の中にある技術を、患者様はイメージするんですね。

ですから、患者様との接し方や話し方が、とても重要になるのです。

もし患者様に、自費治療をまったく申し込んでいただけない先生がいらっしゃるとしたら、それは患者様が先生自身に価値を感じていないということになります。

残念ですが、それが事実です。


「この先生なら、私のために一生懸命やってくれる」

「何かあれば、すぐに話を聞いて、対応してくれる」

患者様にそう思っていただくには、技術を売り込むだけではダメです。

人柄・笑顔・話し方・自信のある表情……。目に見えるすべてを通して、自分を売り込む必要があります。

患者様と正面からきちんと向き合って、相手の目を見ながら、きちんと言い切る——そうやって、自分の自信を伝えてください。

そうすることでしか、相手の信頼は得られません。

「メラビアンの法則」を、ご存知の方も多いと思います。

メラビアンは社会心理学者の名前です。彼は、人に話を聞いてもらったとき、何がどれだけ印象に残るかを調査しました。その結果は驚くべきものでした〔図表19参照〕。

つまり、話の内容以外の部分が93％も占めているのです。

ですから、カウンセリングをするときには、ぜひ話し方や見た目にも気を使ってほしいと思います。

そこで、実践していただきたいのが、私が開発した吉野式・売れ

〔図表19〕メラビアンの法則

話の内容	7％
話し方	38％
見た目	55％

〔図表20〕　お客様の５大ネガ：④優位性

④優位性

「他にもっと良い方法があるのでは？」

「他の医院でもいいのでは？」

↓

「これが最善の治療！」

自院の優位性を伝える

る営業の話し方である「３Ｅ話法」です。

Ｅ……ＥＹＥ（目を見て！）
Ｅ……笑顔で
Ｅ……言い切る

「目ぐらい見てるよ」という先生もいらっしゃるでしょうが、時折目を合わせる程度ではダメです。カウンセリング中、９割は患者様の目を見てください。

パンフレットや資料などを見るのは、残りの１割にとどめましょう。

コミュニケーションにおいて、笑顔は必須です。

そして、言葉の最後をぼかしたり、にごしたりしないで、必ずはっきりと言い切ってください。

「目を見て、笑顔で、言い切る」

こんな話し方をすると、相手にどのようなイメージを与えると思いますか？

そうです。３Ｅ話法とは「自信があるように見える話し方」なのです。

もちろん、技術を磨いて自信をつけることは必要です。しかし、いくら技術を磨いても、この話し方をしないと、自信があるように見えてこないのです。

逆にいえば、たとえキャリアが浅く、技術に未熟なところがあったとしても、この話し方をすれば、自信があるように見えます。

そして、患者様が「この先生にお願いしたい」と思ってくれるのです。

その上で、こんなふうに話すとよいでしょう。

【優位性ネガを封じる話し方例】

「私は、オペをしたら終わり、とは考えていません。むしろ、オペをしてから、私と○○さんの本当のお付き合いが始まるんですよ。

一生面倒を見させていただくという覚悟で、私は○○さんの担当をさせてもらいたいと思っています」

この言葉を患者様の目を見て、しっかり言い切ってください。

患者様の中に、先生という一人の人間に対する信頼感が生まれると思います。

「話し方を通して技術を提案し、自分自身を買ってもらう」という意識を、強く持つようにしていただきたいのです。

9 「5大ネガ」はこうやって封じる：⑤継続性

最後に⑤の「継続性」です。これについては、頭の中で考えるだけでなく、患者様が口に出して質問されることが多いと思います。

「先生、このインプラントは高いけど、一生持ちますか？」

この質問をされると、困ってしまう先生は多いようです。

「はい、一生持ちます！」と言い切るわけにはいきません。インプラントの技術が誕生してから、まだ30年程度しか経っていません。本当に一生持つかどうか、実証するだけのデータも事例もないわけです。

かといって、「持ちません」と答えるわけにもいきませんよね。

そこで、患者様の想像がふくらむように、こんな話し方をしてください。

「一生といえるくらい長い期間、持たせることは可能です」

インプラントは人工物ですから、どの程度持つかは、手入れによって相当な差が出てきます。ですから、「定期的にお手入れにきていただくことを、私はとても大切に考えています」ということを伝えなくてはいけません。

【継続性ネガを封じる話し方例】

「一生といえるくらい長い期間、持たせることは可能です。ただし、人間が作ったものなので、お手入れ次第だということも、いっておかなくてはならないんですね。

ご自分で歯磨きをするだけではなく、私たちプロによる歯の掃除を定期的に受けていただきたいんです。

車も、40年前につくられて、まだ走っているものがあります。それは、オイルや部品の交換をして、ちゃんと手入れをしている車です。逆に、5年前に買ったのに、もう危なくなってきている車もあります。それは、何の手入れもしないで走り続けたからです。

インプラントも、車と同じです。適切なケアをしていただければ、本当に驚くほど長い期間、持たせることも可能なんですよ。

インプラントの10年後の残存率は、日本で95%といわれています。

じゃあ、残りの5%は何かというと、歯周病によって失われているんです。ですから、歯周病にならないための定期的なケアを含めて、ぜひ私たちに任せてください。

もし、○○さんが手入れに通うのがイヤだとおっしゃるのであれば、私としてはインプラントを入れていただくわけにはいきません。

ある程度の金額のする治療ですから、長い間持たせていただきたいというのが私たちの思いです。そのためには、きちんと定期的にプロのお手入れを受けてもらって、歯周病にならないようケアしていくことが必要なんです。

そこまでお約束していただけますか？

お約束いただける方にだけ、こちらの治療をお引き受けしているんですよ」


大事なのは、最後の部分です。

「ちゃんと通えない人はお断り」とはっきりいってください。営業は恋愛と同じです。こちらが押せば、相手が逃げる。こちらが引けば、相手がすがってくる――なので、押せ押せはよくありません。あるところで、ふと引いてみる、これが大事なんです。

「じゃあ、やめます」といわれないか、心配ですか？

それは大丈夫です。

「ちゃんと通えない方はお引き受けできません」とビシッということで、相手は十中八九、「いやいや、お願いしたいと思っています」といいます。

引くことも大事だということは、クロージングのひとつのテクニックとして、ぜひ覚えておいてください。

〔図表21〕　お客様の５大ネガ：⑤継続性

⑤継続性

「この先ずっと良い状態を続けていけるだろうか」
「どれくらい持つのかな？　一生持ちますか？」

↓

ひざをつきあわせて
オペ後の注意事項・経過・手入れについて
たとえ話をしながら、
しっかり話す

10 5大ネガは必ず目の前でつぶす！

ちなみに、5大ネガが患者様の口から出てこなかった場合は、どうしたらよいと思いますか？

そのときは、自分からこの話題を振ってください。そして、自ら5大ネガを完全にぬぐい去ってください。

「患者様が何もいわないから、大丈夫なんだな」などとは、けっして思わないでくださいね。

たとえカウンセリング中には何も言い出さなかったとしても、自宅に帰ってから迷い始める可能性が高いからです。

もし本人が迷わなくても、家族があれこれ言い始めるかもしれません。

「ええっ?! そんなに高い治療をするの？」

「それって、本当にやる意味あるの？」

いろいろなことをいわれると、本人も「やっぱり心配になってきたな。今回はやめておこうか」という気になってしまいます。

せっかくお申し込みをいただいても、翌日には、あっという間にキャンセルです。

ですから、先生の目の前に患者様がいるときに、5大ネガを完膚なきまでにやっつけてしまわないといけないのです！


先生の前でもらさなかった迷いは、いわばゾンビみたいなものです。死体がよみがえってくる、あのゾンビです。

ゾンビは夜に墓から出てきて、増殖します。そうなったら、もう手のつけようがありません。

ゾンビを棺桶に葬って、フタをするだけではダメです。

四隅にしっかりと五寸釘を打ち込んで、二度とゾンビがよみがえってこないよう、徹底的に退治してください。

自費率を高める極意：その24

患者様が「5大ネガ」を言い出さなかったら、先生自ら話し、その場で解消する

11 ノーネガには「5秒間未来像」が効く！

5大ネガは全部ぬぐい去った。

それでも、安心してはいけません。

第2章でお伝えした「ノーネガ」のことを覚えていますか？

疑問も不安も迷いもなくなったのに、お申し込みがいただけない、というケースがあるのです。

その理由もお話ししましたね。

そう、「欲しがりようが足りない」からです。

ノーネガでもお申し込みがいただけないなら、もっともっと欲しがらせなくてはいけないのです。

私のお客様は、申し込んだときの心理を、このようにいっていました。

「とにかく、良い想像しかできなかった」

〔図表22〕　5秒間未来像の話し方

患者様が迷ったときには

5秒間未来像を話そう！

例１）

「先日、入れ歯からインプラントにした方が、旅行に行っても、外したとき人相が変わることがないので、本当に嬉しかった、とおっしゃってましたよ」

例２）

「インプラントにして４ヵ月経った方が、噛む力が出てきたおかげで、輪郭が引き締まって、久しぶりに会ったお子さんに、若返ったね！って褒められたっておっしゃってました！」

ですから、治療をした後に起こる良いことを、想像できるように話してあげていけばいいのです。

治療後のことを想像するとワクワクする、というくらいにしなくてはいけません。

そのために話すべきことは「その治療をすることによって得られる素晴らしい未来」だということもお話ししました。

ですが、それを長々と語っている時間はありません。

クロージングが長引いてしまい、あまりクドクド説明しても、相手はうんざりするだけです。

短時間で、スパッと相手のネガを封じなくてはいけないのです。

そこで私は、「5秒間未来像」というのを提案しています。

5秒間程度で話せる未来像を、たくさん用意しておくのです。

この「5秒間未来像」を話せば、相手にもっと欲しがらせるための「魔法タイム」を作れます。

「たった5秒間で、何が話せるんだ？」

そう思うかもしれませんね。

でも、心配ありません。

日本語は、1秒間で6文字話せる言語なのです。5秒あれば、30文字になります。

例をあげてみましょう。

【5秒間未来像の話し方例】

「〝旅行に行ける！　もう入れ歯をはずして人相が変わる心配もない〟という方もいますよ」

これで5秒程度です。意外とたくさん話せるでしょう？

他にも、これまでの経験の中に、いろいろな明るい未来像を盛り込んだネタはたくさんあるはずです。

「〝輪郭が引き締まって、娘に若返ったねっていわれたんです〟という方もいます」

「〝滑舌が良くなって、趣味のカラオケで高得点が出るようになった〟という方もいます」

「〝噛み合わせが良くなったら、長年悩んでいた肩こりが治った〟という方もいます」

このように、少し考えれば、いくらでも5秒間未来像を作れると思います。

自費率を高める極意：その25

「5秒間未来像」の話し方を事前準備し、スムーズに話せるようにしておく

12 さらなる「3回のネガ」を乗り越える方法

ところで、私がこれまでお申し込みをいただいたお客様たちを見ていてわかったことがあります。

それは「どんな人でも必ず、途中で3回はネガを口にする」ということです。

お金がある人もない人も、慎重な人もそうでない人も、みんな同じです。

たとえノーネガの状態になっても、お申し込みを決断するまでには、否定的な言葉を口にしてしまうものなのです。

つまり、5大ネガを封じたら、さらに3回のネガを乗り越えなくては、お申し込みはいただけないということです。

ですから、「5秒間未来像」は、できるだけ多く用意しておきましょう。

何しろ、3回のネガを突破しなくてはいけないのですから、途中で話すことがなくなってしまわないように、しっかり準備しておかなくてはいけません。

患者様が1回ネガを口にしたら、それに対して「5秒間未来像」を3つほど話すと効果

〔図表23〕　3回のネガを克服する

患者様が「お金がない」「検討したい」とおっしゃった場合の話し方

3回のネガを乗り越えよう！

申し込んだお客様を研究してわかることは、どんな人も途中で**3回はネガ**をいっている、ということ。

つまり、
3回のネガを乗り越えないと、お申し込みをいただけない、ということ。

このやり方で、患者様のネガ3回は乗り越えよう！

3回のネガの向こう側に申し込みがある！

的です。3つも話せば、お客様はだんだんと乗ってきます。

たとえば、5大ネガを封じた後、患者様がこんなことをいいます。

「でも、高いですよね～」

このとき、「高い」という言葉に足元をすくわれてはいけません。

この「高いですよね」は、本当に値段が高いと思って出てきた言葉ではないのです。その前の5大ネガ封じで、金額ネガもぬぐい去っているはずですから。

これは、欲しがりようが足りなく、どうしようかと迷っているから出てくる言葉なんですよ。

そこですかさず、5秒間未来像を3つ話してください。


それでも、患者様はこんなことをいいます。

「でも、少し検討してから……」

そうしたら、また5秒間未来像を3つ話してください。

会話が噛み合っているか、噛み合っていないかは重要ではありません。

人を動かすのがコミュニケーションの目的なのですから、ひるまず堂々と未来像を話しましょう。

〔図表24〕　３回のネガを封じる話し方

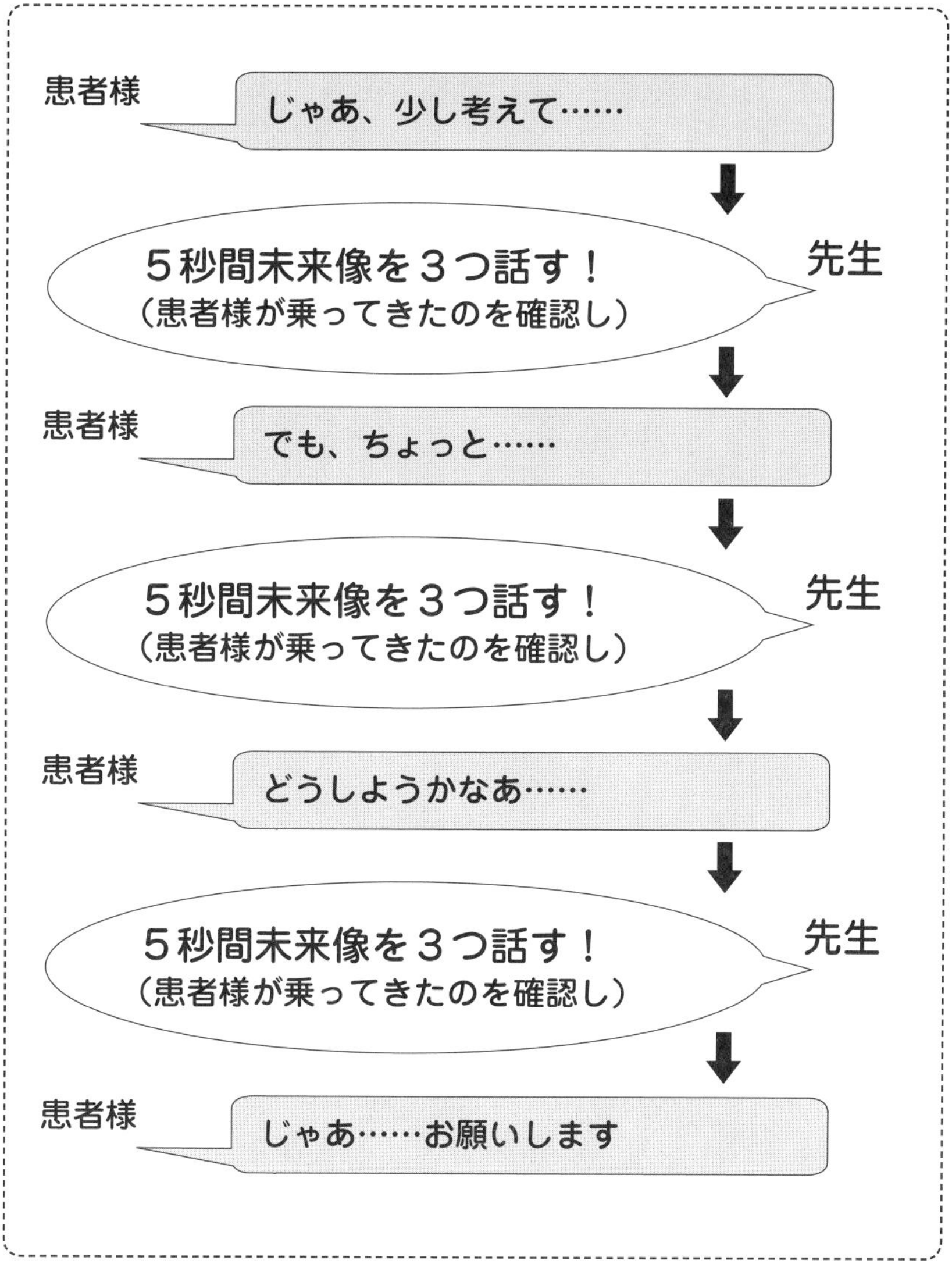
患者様
じゃあ、少し考えて……
5秒間未来像を３つ話す！
（患者様が乗ってきたのを確認し）
先生
患者様
でも、ちょっと……
5秒間未来像を３つ話す！
（患者様が乗ってきたのを確認し）
先生
患者様
どうしようかなあ……
5秒間未来像を３つ話す！
（患者様が乗ってきたのを確認し）
先生
患者様
じゃあ……お願いします

それでもまだ、患者様はこんなことをいうでしょう。

「でも、主人に相談してみないと……」

内心はもう欲しくてたまらないんですが、それでも人間の心理としては、こういう言葉が出てしまうものなのです。

そこで「もちろんです」と前置きした上で、また5秒間未来像を3つ話してください。

すると、この辺りでようやく、この言葉が出てくるのです。

「じゃあ……」

これは、「じゃあ、先生がそこまでおっしゃるのなら、自費治療でお願いします」という意味です。

ここでようやく、お申し込みがいただけるのです。

3回のネガを封じる話し方をまとめると、次のような流れになります〔図表24〕。

患者様「じゃあ、少し考えて……」
先　生（5秒間未来像を3つ話す！）
↓
患者様「でも、ちょっと……」
先　生（5秒間未来像を3つ話す！）

患者様「どうしようかなあ……」←
先　生（5秒間未来像を3つ話す！）
患者様「じゃあ……お願いします」←

ここまでできている先生が、どれだけいるでしょうか？

もちろん、全部が全部、ここまで話さなくてはいけないケースばかりとは限りません。

もっと手前でお申し込みをいただけることもあるでしょう。

でも、準備をしておくに越したことはありません。

もっともやっかいな場合を想定して、どんな患者様にも、きちんと対応できる力を身につけておくことが、成功の秘訣です。

自費率を高める極意：その26

患者様の1回のネガに、3つの5秒間未来像を話す

13 「主人に相談してみないと……」は要注意！

さらに、重要なことを付け加えておきます。

それは「主人に相談してみないと……」といわれた場合の話し方です。

患者様の立場によっては、「妻に相談してみないと……」「親に相談してみないと……」

という場合もあるでしょう。

いずれにせよ、「家族に相談しないと……」という言葉が出たら要注意です。

これこそ、もっともやっかいなネガなのですから。

「5秒間未来像」だけでは、乗り越えられない場合もあります。


そのときは、このように話してみてください。

「もちろんです！　大切なことですから、ご主人にしっかりご相談なさってくださいね。

ところで、どんなふうにご主人にご相談されるつもりですか？」

そうビシッと聞きます。

するとお客様は「え～っと、なんていおう……」というように、少し目が泳いで動揺するはずです。

そこで、こういいましょう。

「こういうのだけは、やめていただきたいんですよ。持ち帰ったパンフレットをご主人に見せて、〝これ、やってみようと思うんだけど〟という相談のしかたはしないでもらいたいんです。

そういったら、必ず〝いくらするの？〟〝だいたい、これくらいだけど〟という会話になりますよね。いきなりパンフレットを見せられて、それが何だかよくわからないのに、金額だけを聞かされて、ご主人はＯＫしてくださると思いますか？

思いませんよね？

○○さんご自身も、私の話をきちんと聞いてくださって、どのようなメリットがあるのか、どのような未来像があるのかを理解したから、治療をしてみようと思われたんですよね。でも、私の話を聞くこともなく、パンフレットと金額を見ただけのご主人が〝やってみたら〟といってくれることは、ほとんどないと思います。

それは自殺行為なので、絶対にやめていただきたいんですね」

こういえば、患者様はだいたいわかってくれます。

「そうですね。金額だけ見て、主人がＯＫしてくれるはずないな」と。

そこで、こう続けてください。

「実際、ご主人に相談すると、10人中9人は、一度は反対されるそうなんです。どうしてだと思います?

ご主人は、その方が本気でやりたいのかどうかを試すテストのつもりで、いったんは反対されることが多いそうなんですよ。

反対されて、それでもやってみたいというくらい本気なら、やってみればいいんじゃないか。でも、一度反対したくらいでやめてしまうなら、最初からそんなものをやる必要はないんじゃないか。そう考えるらしいんです。

つまり、反対するというテストを通して、その方の本気度を試しているんです。

私たちとしても、ご主人に1回反対されたくらいでやめようと思われる方には、治療をおすすめすることができません。

多くの方は、ご主人に反対されても、私がお話しした治療のメリットと未来像をきちんと自分で説明して、OKをいただいているんです。

もし、ご主人に了解してもらうのが無理そうなら、自分でお金の工面をする方もかなりいらっしゃるんですよ。

奥様が、何がなんでもやりたいといったのに、どうしても許してくださらなかったというご主人には、私は今まで一度も会ったことがありません。

ですから、本当にやってみたいという気持ちを、きちんとご主人に説明して、納得していただき、承諾をもらう。それもひとつの方法だと思います。

ただ、きちんと説明するのが難しい、あるいはきちんと説明しても理解してもらうのがなかなか難しそうだという方は、お金の工面も含めて、自分でお決めになるのもひとつの手です。

いずれにしても、本当にやってみたいと思うなら、真剣に考えて、すぐに治療を始めてください。

スタートするなら、今が一番コンディションの良いときです。

このまま放っておくと、歯のコンディションが悪くなることはあっても、良くなることはないんですよ。

今この時期に始めるから、これくらいの治療で済むんです。一番良い今この時期に、治療をスタートしましょう！」

こう話して、たとえご主人がＯＫしてくれなくても諦めないし、どうしても了解がもらえないなら、自分でお金を工面してでもやろう、という気持ちにさせてください。

誰に何といわれようと、今すぐ治療を始めるという決断に導くのです。

14 締めくくりには、笑顔でペンを差し出す

ここまで話したら、相手の返事を待つ必要はありません。

最後の「一番良い今この時期に、治療をスタートしましょう」をいったら、患者様に申込書を差し出し、にっこり笑ってペンを渡してください。

これが、クロージングのまさに〝締めくくり〟になります。


ペンを受け取った人は、全員が申込書を書きます。

もし受け取らなかったら、それは書かない人なので、ペンを引っ込めてください。それはお申し込みをいただけない、ということです。


ペンを受け取った後に、「これ、みんな書いてますか?」と聞く方もいます。

そう聞かれたら、笑顔を保ちつつ、「はい」とひと言だけ答えてください。

患者様は、安心して書き出します。

たとえ、この申込書に何の効力がなくてもいいのです。

患者様は書くという行為で、自分の決断を表すわけです。

行動することによって、決断する気持ちが強まりますから、最後は口約束ではなく、必ず何らかの形で紙に名前を記入してもらってください。

これで、無事カウンセリングは終了です！

当然、何ごとにも100％ということはあり得ませんから、ここまでやってもお申し込みをいただけないことはあります。

でも、これだけ精度の高い話し方ができれば、かなりの確率で、より多くの方をご決断へと導くことができるはずです。

そして「自費率アップ」という目標を達成するだけでなく、ベストな治療を受けた患者様の人生を幸せなものにし、歯科医院や先生自身の評判も上がっていくことが、目に見えています。

先生にも、そんな素晴らしい未来像を描いてもらえればと思います。

自費率を高める極意：その27

〝締めくくり〟は、笑顔でペンをお渡しする

●おわりに

最後までお読みいただき、どうもありがとうございました。

お読みいただいた先生方の中には、このような感想をお持ちになった方も多かったのではないでしょうか。

「本当にカウンセリングで、ここまで話さなければならないのだろうか?」

「ここまでいわなくても、申し込みはいただけるんじゃないの?」

実は、私と部下たちの多くも、同様の考えを持ったことがありました。

「もっと簡潔に伝えたい!」

「時間がない時代。だから手短に話せないものだろうか?」

「最少の時間で最大の成果を!」

そう思った私たちは、10年以上かけて、ずっと仮説と検証を行ってきました。

本書の「はじめに」で、部下を育成するために私が商談のDVDを作成し、お手本を示した話を書きましたが、最初に行ったことは、この商談DVDの「簡潔編」というものを開発したことでした。

「それまでかかっていた時間の半分で話せる！」

「しかも、内容は減らさず！」

「的確に、ポイントをおさえて！」

私たちとしては、最高のプレゼンを開発したつもりでした。

簡潔編の商談ＤＶＤを完成させ、みんなに使い方・指導を徹底し、そして現場に臨みました。

結果はどうなったでしょうか……。

「マネージャー……、売れません……」

「なぜかお客様が欲しがってくれません」

「考えたい、検討します、で終わってしまいます……」

そうなのです。私たちは最悪の結果を見ました。「簡潔に伝えたい！」「最少の時間で最大の成果を！」というのは、残念ながら机の上の話でしかないのだ、ということを痛いほど思い知ったのでした。

せっかく私たちが提供する、世界的に見ても素晴らしい商品に出会いながら、簡潔に伝えられたお客様は、申し込むという行動に一歩踏み出すことができなかったのでした。妥協した選択に走るしかないお客様を、この世に産み出してしまったわけです。

申し訳ない気持ちでいっぱいでした。

この「最少の時間で最大の効果を！」は、素晴らしい商品を提供することで、お客様に豊かな人生を歩んでいっていただくために、この仕事をしている――そういった私たちの基本理念をくつがえす結果でした。

お客様に最高の選択をしていただき、そして豊かな人生を歩んでいっていただくということと、私たちの「時間とエネルギーの短縮」「簡潔に話す」ということを天秤にかければ、答えはおのずと出てきました。

お客様の最善の選択のために、

――時間やエネルギーを手控えたりしちゃダメだ。いかに簡潔で、時間がかからないかということよりも、いかに行き届いた話しができるかだ――

ということを、私たちは再認識したのです。

ですから、歯科医の先生方には「一滴の水ももらさぬ完璧なカウンセリングで、患者様に最高の決断をしていただき、より良い人生を歩んでいっていただきたい」と思って、患者様にしっかり手抜きせずに、プレゼンに望んでいただきたいのです。

これが、最終的に私たちが出した結論でした。

私たちを信じるお客様に囲まれて、最高のものを提供して、後で感謝される仕事をしよう、それができれば幸せ――そう思ってプレゼンをするようになり、今に至ります。

では、歯科医師の成功って何なのでしょうか？

「自分を慕い信じる患者様に囲まれて、妥協のない治療を提供し、地域から感謝されて生きること」なのではないでしょうか。

それを行き届いたコミュニケーションで実現できたら……、そう思って、この本を執筆いたしました。

先生方のますますのご活躍・ご発展のお役に立てることを祈って筆をおきます。

平成22年7月17日

吉野真由美

●著者のプロフィール

吉野　真由美（よしの　まゆみ）

同志社大学経済学部在学中は、応援団チアリーダー部に所属。応援団副団長を務め女性スタッフのモチベーションアップを体得。

卒業後、生命保険、コンピューターの営業を経て、1994年世界最大手の幼児向け英語教育会社に入社。約100万円の英語教材をどんどん即決販売し、3ヵ月でトップセールスとなる。97年には営業管理職に昇進。自ら培った営業のカウンセリングやセールストークを部下たちに教えたところ、ゼロから立ち上げた営業組織を、5年間で業績を20倍に（年商20億円に）拡大し、最年少で役員に昇格。日本プロスピーカー協会、認定プロスピーカー試験に過去最高得点で合格（2005年5月）。

2005年、英語教育会社を退き、企業研修と営業コンサルティングのマーケティング・サポート・コンサルティング株式会社（現・プレゼン話し方研究所㈱）を設立。代表取締役社長に就任。

「営業のカリスマ」といわれ、営業研修や講演が人気に。

「購買心理学」「売れる営業のプレゼン術　MM話法」「営業ですぐ結果が出せる話し方」「アポ取り」「クロージング話法、お客様の5大ネガ」「女性スタッフのモチベーションアップ」など、その内容は成果に直結していると満足度98.6％を獲得し、高い評価と信頼を得る。歯科界からも自費率アップができるカウンセリングの研修依頼が相次ぐ。

セミナー「歯科のためのカウンセリング話し方講座」が人気になり、「自費率が2倍になった」「前年度比120％を達成」「年商が30～40％アップ」など、全国の歯科医院の自費率アップに貢献。

主な講演先は、日本国際歯科大会（クインテッセンス出版主催）、株式会社モリタ、歯科ネットワーク会、歯科医院地域一番実践経営塾など。

2010年9月クインテッセンス出版より発表した著書『自費率が2倍になるプレゼン話法』はアマゾンの医学薬学部門・歯科部門で1位を獲得。

ビジネス書でも、アマゾン総合1位のベストセラー『商品がなくても売れる魔法のセールストーク』（ダイヤモンド社）を始めとする14冊の著書を発表し、うち7冊は海外にも翻訳出版され注目を集める。

2010年（社）国際医療経営学会を設立し、代表理事に就任。患者様に上質な治療を選択していただけるようカウンセリングの質の向上に寄与する。

〒107-0061　東京都港区北青山3-6-7　青山パラシオタワー11階
TEL　03-5778-7880
http://www.jihiup.jp/

〔歯科医院経営実践マニュアル〕
営業のプロが教える 自費率が2倍になるプレゼン話法

2010年9月10日　第1版第1刷発行
2016年8月31日　第1版第5刷発行

著　　者　吉野真由美《よしのまゆみ》

発 行 人　北峯康充

発 行 所　クインテッセンス出版株式会社
東京都文京区本郷3丁目2番6号　〒113-0033
クイントハウスビル　電話(03)5842-2270(代表)
(03)5842-2272(営業部)
(03)5842-2280(編集部)
web page address　http://www.quint-j.co.jp/

印刷・製本　サン美術印刷株式会社

Printed in Japan　落丁本・乱丁本はお取り替えします
ISBN978-4-7812-0151-1　C3047　定価はカバーに表示してあります